GOODNIGHT MIND

Turn off Your Noisy Thoughts &
Get a Good Night's Sleep

夜夜好眠

［加拿大］科琳・卡尼 博士（Colleen Carney, PhD）
［美］雷切尔・曼博 博士（Rachel Manber, PhD）◎著

周晓琪◎译

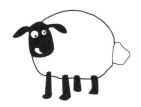

中信出版集团 · CHINACITICPRESS · 北京

图书在版编目（CIP）数据

夜夜好眠 /（加）卡尼，（美）曼博著；周晓琪译
. -- 北京：中信出版社，2016.5
书名原文：Goodnight Mind: Turn Off Your Noisy
Thoughts and Get a Good Night's Sleep
ISBN 978-7-5086-5951-0

I.①夜… II.①卡… ②曼… ③周… III.①睡眠障
碍－精神疗法 IV.① R749.705

中国版本图书馆 CIP 数据核字（2016）第 040067 号

夜夜好眠

著　者：[加拿大] 科琳·卡尼 博士　[美] 雷切尔·曼博 博士
译　者：周晓琪
策划推广：中信出版社（China CITIC Press）
出版发行：中信出版集团股份有限公司
　　　　　（北京市朝阳区惠新东街甲 4 号富盛大厦 2 座　邮编　100029）
　　　　　（CITIC Publishing Group）
承 印 者：中国电影出版社印刷厂

开　本：880mm×1230mm　1/32　　　印　张：5.5　　　字　数：112 千字
版　次：2016 年 5 月第 1 版　　　　印　次：2016 年 5 月第 1 次印刷
京权图字：01-2013-7620　　　　　　广告经营许可证：京朝工商广字第 8087 号
书　号：ISBN 978-7-5086-5951-0/R · 66
定　价：38.00 元

"在《夜夜好眠》一书中，科琳·卡尼博士和雷切尔·曼博博士考察了创造持续的优质睡眠所需要的复杂过程，并提出了一套通俗易懂、简单易学的指南。从理解你身体内部的睡眠时钟到放松身体、平静头脑，这本书无所不包。卡尼和曼博根据自己多年来的临床研究经验，为那些与此顽疾斗争的人们提供了宝贵的可利用的资源。"

——唐·波斯纳（Donn Posner）博士，专攻行为睡眠医学（CBSM），美国布朗大学阿尔伯特医学院（Alpert Medical School）精神病学和人类行为临床副教授，《失眠的认知行为治疗》（*The Cognitive Behavioral Treatment of Insomnia*）一书的合著者

"我们生活在一个忙碌、充满挑战的世界，白天，保持清醒活跃的大脑帮助我们处理以及有效地应对这些挑战。不幸的是，对于那些罹患长期失眠的民众来说，持续思考、烦忧，或更多常见的中断睡眠的心理唤醒是造成他们长期睡眠问题的关键。庆幸的是，有很多行之有效的方法可以让心灵安枕无忧并且再次获得正常入睡的能力。作为失眠治疗领域的知名专家，卡尼和曼博在这本最新的自助指南中全面清晰地阐述了这些方法。这本简明易懂的指南提供了保持一夜好眠的十个简单步骤。我确信这本指南将会对读者大有裨益。"

——杰克·艾丁格（Jack Edinger）博士，美国国立犹太医学中心（National Jewish Health）行为睡眠医疗项目教授、主任

Goodnight
Mind
目录

第一章
了解睡眠系统，掌握好眠的三大秘方　001

序言

如果你此刻正在读这本书，那么也许你正经受着难以入眠的困扰；或者当你想要睡觉的时候，你却很难让纷乱的心安静下来。这是一个相当常见的问题，幸运的是，有很多简单的方法可以帮助你解决这一难题。其中最有效的方式是使用"认知行为治疗"，即"CBT"（cognitive behavioral therapy）。CBT 是一种心理学的方法，它通过对睡眠问题及疲劳进行研究，了解造成这些问题的真正原因，从而帮助心理学家找到解决的途径。经过充分试验，认知行为治疗被证实是一种行之有效的治疗方式，借助多种方法，能够帮助你解决睡眠问题。

哪些因素会造成睡眠问题？

很多因素都会对睡眠造成影响，特别是你的行为、你看待睡眠的方式，此外还有其他一些重要因素。无论是压力、药物，或其他什么原因最初引发了你的睡眠问题，而你的想法或者行为，都可能对你的睡眠造成负面影响，并成为造成长期睡眠问题的主要原因。如果你能理解这一基本事实，那你就能在思维方式、习惯或者环境等方面做出改变，从而改善你的睡眠状况。认知行为治疗发现了可以培养良好睡眠的思维和行为模式，而这本书，将会教你如何自我实施认知行为治疗。

谁应该读这本书？

如果你的睡眠问题已经在白天给你带来了麻烦，例如使得你日常活动困难，或是对你造成了压力，就说明你可能已经患上了失眠。如果在至少一个月的时间里，你大多数晚上都需要花费 30 分钟以上的时间来入睡，你很有可能已经患上了慢性失眠。不过你不用任何医学诊断，也同样能从这本书的指导中获益。如果你晚上很难入睡、睡熟，或者当你醒来的时候觉得没睡好，这本书都能帮助你。

你可能也想知道，如果你还有慢性疼痛、抑郁症或者其他医学问题，这本书是否依然有用。好消息是，认知行为治疗对于有这些状况的失眠患者来说，大多都有效果。

你可能是"晨型人"或是"夜猫子"，但这并不代表着你一定有睡眠问题。有的人在早上更活跃，有的人却偏好夜晚。但是如果你尝试在同一时间上床睡觉，每晚入睡的时间却很不一样，比如有时候你很容易就入睡，而有时候你会躺到非常晚才能睡着，那么这意味着你有可能患上了失眠，而且这本书所提供的解决方案将会给予你帮助。

谁可能用不着这本书？

如果你除了失眠之外，还有其他睡眠问题，本书所能提供的帮助也许有限。比如，如果你在白天或者晚上常会不经意地打瞌睡，那你就必须就医。因为这可能是由其他的睡眠失调问题造成，例如睡眠呼吸暂停综合征（sleep apnea syndrome）或者周期性肢体运动紊乱（periodic limb movement disorder），通常你需要在医院的睡眠实验室接受一整个晚上的观察，来排除上述问题的可能性。

如果你很难在常规时间睡觉或者起床（这意味着你是极端的早起者或者晚睡者），但是你每天仍然可以睡 7~9 个小时，这可能是另外一种被称为昼夜节律紊乱（circadian rhythm disorder）的症状。直到凌晨 4 点才感到困意并一觉睡到中午、醒来觉得精力充沛的人，也许就有这种失调的问题。而晚上 8 点就上床睡觉、凌晨 4 点就起床开始一天活动的人，也属于同样的情形。换句话说，如果你一直非常早或者非常晚上床，但是并没有难以入睡或者睡不着的问题，也可以询问睡眠专科医生，你是否有昼夜节律紊乱而非失眠的问题。

本书也不适合那些在上夜班或者轮值换班工作的人，轮班工作可能会产生严重的睡眠问题与生活品质不佳的情况，这已经超过了本书讨论的范围，这种问题可能需要一整本书才能深入探讨。如果你是因为轮班而产生睡眠问题，请向睡眠专科医生寻求帮助。

本书的具体内容

喧嚣的心灵会干扰睡眠，本书将解决这一难题的方法分为十步，帮助你循序渐进地安定心灵与改善睡眠。你需要按照顺序阅读全部的章节，但是有些章节可能对你并不适用，那么你可以集中阅读特定的步骤或方法。

第一章将教你了解睡眠系统有多么重要。这一章以浅显易懂的方式告诉你，如何让睡眠"为你服务"，而非努力地"设法睡着"。在读完这一章后，你将会了解平静的内心是良好睡眠品质的重要条件之一。

　　第二、三章则提供实用的方法，教你开始拟订正确的睡眠时间表，以及如何培养强劲的睡眠驱动力。第四章教你躺在床上时，如何让内心也随之平静，并揪出那些可能导致你心烦气躁的"嫌疑犯"。

　　第五章告诉你如何建立睡前的缓冲时段，在这段时间里你能处理白天未完成的事务，但又不至于妨碍睡眠。第六章是通过练习放松技巧，进而让你能处理因压力与焦虑而导致内心纷乱这一难题。第七章的重点是利用一些经过实证有效的方法，帮助你摆脱心中挥之不去的烦恼。第八章将教你学习睡眠好的人的心态和习惯。第九章将深入探讨如何击退疲劳，使你在夜晚不会心绪烦乱或者睡不着。最后的第十章，会告诉你如何在无眠的夜里，学习与失眠和平共处。

　　我们希望你能从本书中获益良多。现在，就开始利用书中所介绍的方式，帮助你"睡梦成真"吧！

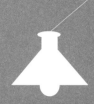

第一章

了解睡眠系统，掌握好眠的三大秘方

Goodnight
Mind

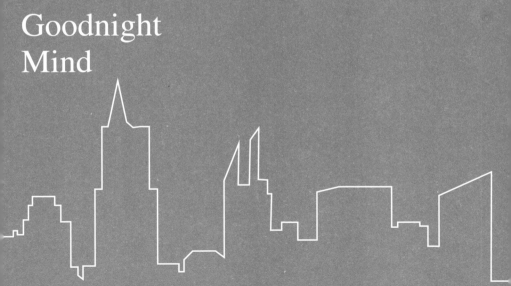

夜好眠有 3 个关键因素。也许你认为如果要睡得更好，只需要做到"把心静下来"。然而，你目前的睡眠习惯可能很难让你拥有规律的优质睡眠，也可能你正在做的某些特定的事情妨碍了你在晚上睡个好觉。这些事情都很容易改变，而且，如果你调整好睡眠系统，心思烦乱的难题可能也会迎刃而解。

为了弄清楚你是否需要做出调整，你需要掌握形成优质睡眠的关键因素以及了解身体睡眠系统的基本运作方式。这一章将简明地解释睡眠是如何产生的，并介绍"让睡眠为你服务"的观念，而不是"你要如何努力去睡着"。如果你为有品质的睡眠做好准备，同时对正常的睡眠有符合实际的预期，你得到内心平静的可能性就会更大。

停止努力睡好

如果你问任何一个睡得很好的人，"你睡好觉的秘诀是什么？"你得到的回复很可能是一脸茫然，或者他们可能会说，"我什么也没做啊！上了床，然后就睡着了。"相反，如果你问问十几位睡得不好的人睡觉的"秘诀"，你很有可能会得到十几种截然不同的答案：

· "我使用白噪声①机，而且戴上眼罩。"

· "我会喝一杯酒。"

· "我很早就上床，然后看电视。"

· "如果一个小时之内我没能睡着，我就吃一粒安眠药。"

· "我会喝一款特别的茶，有助于睡眠的。"

· "如果我晚上睡得不好，那么早上就会多睡一会儿，补补觉。"

· "大多数晚上我都会吃一粒安眠药，但是如果连续几个晚上没睡好，我就会换另外一种安眠药。"

· "我听鲸鱼叫声并且跟我的丈夫分房睡。"

· "我会听催眠的 CD（激光唱片）。"

---

① 所谓的白噪声，是指一段声音中的频率分量的功率在整个可听范围（20~20 000Hz）都是均匀的。听上去像是下雨或风吹树叶的声音。——编者注

- "我周末的时候会补觉。"
- "我睡觉之前会运动。"
- "我喝热牛奶。"
- "我会服用褪黑素补充剂。"

所有这些方法有什么相通之处呢？答案是"努力"（effort）。有睡眠问题的人都竭尽全力为睡眠做好准备。但不幸的是，这些"努力"对于睡眠而言恰恰全是徒劳。你的身体有一种内部系统（built-in system），能自动补充睡眠，你完全不需要努力去睡觉或者补足缺失的睡眠。事实上，这些"努力"只会干扰这个系统，更可能导致你不断产生睡眠问题。此外，你或许认为你唯一的问题是大脑在晚上不肯"关机"；然而，其实你的问题主要出在睡眠系统上，你的大脑会过度活跃，是因为你在床上已经清醒了。我们将提供优质睡眠的秘诀，使你能找出任何造成你睡眠问题的凶手。如果你发现自己有一些本章所提及的问题，可以在第二、三章找到更详尽的、循序渐进的解决方案。

了解你的睡眠系统如何工作

产生睡眠，需要身体的两个主要系统共同合作，即生物钟（body clock）与睡眠驱动系统（sleep driver）。

生物钟

生物钟，也被称为生理节奏，它控制你何时想睡觉以及何时需要保持警醒。生物钟实际上是一个遍布你全身的"时钟"系统，由你大脑中的一个"时钟"负责协调。对于大多数的成人而言，白天时生物钟会产生化学信号，使你保持清醒；到了晚上，这些信号会逐渐消失。这意味着在晚上会有一个适合就寝的夜间"窗口"，而且这个所谓的"睡眠窗口"（sleep window）会维持在差不多的固定时段，除非这个身体"时钟"系统被改变了。能够改变这个系统的原因，包括跨时区的旅行，或是晒太阳的时间变得不一样。你有没有在一天内跨越过多个时区？如果有的话，你留意过第二天自己什么时间感到饥饿？什么时间会想睡觉？此外，晒太阳或是缺乏阳光对你的影响有多大呢？在第三章里，你可以利用测验判断何时是你的睡眠窗口，同时学习如何让生物钟的运作最适合你。现在重要的是记住决定我们睡眠的首要关键因素，就是：1. 维持规律与理想的固定睡眠时段（即睡眠窗口）。

睡眠驱动系统

睡眠同时也由一种睡眠驱动系统控制，我们也称之为体内平衡系统（homeostatic system）。这种睡眠驱动系统负责平衡睡眠与清醒。从你清醒、起床的那一刻起，这个系统就开始为深度睡眠产生驱动力。你清醒的时间越长，活动得越多，晚上深层且持续的睡眠驱动力就会越大。当你的睡眠时间减少，睡眠驱动力也会变得更强烈，但是来自生物钟的警醒信号仍然能让你在白天继续活动。不过，在产生了足够多的睡眠驱动力后，一旦你有睡觉的机会，就会睡得更沉。这是补眠的内建程序。要注意的是，对于少睡，身体所产生的反应不一定是睡得更多，而可能是睡得更沉。如果你有一段时间没有睡好，之后睡觉时身体就会产生更深度的睡眠，帮助你感觉休息得更好。身体不活动或花很多时间躺在床上的话，都会妨碍睡眠驱动力的生成。削弱睡眠驱动力的结果可能会让你要花更长的时间才能睡着，或是使你睡得更浅，更容易频繁地醒来。

睡得久不如睡得香

现在，我们来看看睡眠时长与睡眠质量。你更喜欢下列哪一个选项？

A. 6 小时的优质睡眠
B. 8 小时的低质睡眠

如果你的答案是 B，那么第八章也许就对你特别有用。许多观点往往认为，睡眠时长比睡眠质量更重要。你可能认为自己需要睡够 8 个小时才能保证正常的起居活动，但事实上保证你正常活动的睡眠时长可以有很大的不同。

媒体一直在传播一条信息，那就是睡眠不足可能造成生命危险。对于有睡眠问题的人，这条信息让他们感到焦虑，但是真正的情况并没有你想象的那么悲惨。首先，我要强调的是，那些指出睡眠不足会造成伤害的研究，很少单独针对失眠者进行研究；其次，这些研究的研究对象中并没有特别区分出有某种睡眠障碍的人，或是自愿限制睡眠时间的人。例如，有些人刻意减少卧床时间或者限制睡眠，是为了在白天能完成更多的事或做更多工作。刻意限制睡眠，或是在能睡的情况下却让自己保持清醒，的确会对健康产生威胁。

不过，多数失眠的人并没有减少自身的睡眠时长，正好相反，他们花在床上的时间远超过能睡着的时间。此外，失眠的人通常会睡足正常的时间（他们通常平均会睡 6 小时或更久），只不过他们可能需要花更多的时间才能入睡，或者是在夜间清醒的时间更长。

每晚该睡多久才够？有一条可供参考的原则就是，你睡着的时间应该占卧床时间的 85% 左右。你可以利用写睡眠日记（详见后文）来帮你算出平均值。如果你睡着的时间占卧床时间的 90%~95%，你可能是属于睡不够的人，而且你应该让自己每晚在床上多躺一点儿时间。如果你睡着的时间少于卧床时间的 80%，表示你可能在床上躺太久了。第二章将帮助你判断你的失眠问题是否因为太长的卧床时间而造成，如果是，你会了解到该如何解决。

你可能过去有过只睡了几个小时但却觉得已休息充分的经历，也可能有曾经睡得比平常久但却仍然头昏脑涨的时候。有睡眠问题的人应该要改善的是睡眠品质，而非增加睡眠时长。我们将在第八章和第九章的助眠法中，讨论更多对于睡眠该有的正确认知。

坚持写睡眠日记，算出睡眠效率

我们所提供的帮助你改善睡眠的大多数建议，都需要你系统性地追踪自己的睡眠。因为人们经常低估自己到底睡了多久，所以，尽快开始写日记来记录你的睡眠习惯。

你可以用本章结尾处的表格（www.newharbinger.com/26186 可供下载），或是每天在纸上记录下列睡眠信息，你要在一起床后就做，才能更精确地记下这些信息。

① 你几点上床（＊这个时间可能不是你开始尝试要入睡的时候）

② 你花多少时间睡着

③ 在第一次睡着后到最后醒过来之间，你共有多少时间是清醒的

④ 你最后醒来的时间

⑤ 你第二天起床的时间

然后，进行以下的实验：持续写睡眠日记，经过一周以后，计算你的总卧床时间（⑤－①），将这个时间除以 7，就得出你每晚在床上的平均时间。

接着将你在床上的清醒时间累计在一起，包括每晚刚开始躺在床上但未入睡的时间②，半夜你醒过来的时间③，以及你早上清醒后但仍未起床的时间（⑤－④），最后用你的总卧床时间减去在床上清醒的全部时间，将这个结果除以 7，就得出你每晚的平均睡眠时长。

$$每晚平均睡眠时长 = \frac{总卧床时间(⑤-①) - 在床上清醒的时间(②+③) - 在早上清醒后但仍未起床的时间(⑤-④)}{7}$$

$$睡眠效率（睡着时间百分比）= \frac{每晚平均睡眠时数}{每晚躺床平均时数} \times 100\%$$

将每晚的平均睡眠时长除以每晚的卧床平均时长，然后乘以 100%，就是你睡着时间的百分比，也就是睡眠效率。

你可能觉得因为自己睡不好，所以一定会产生更多的睡眠驱动力。不过，看一下你的卧床时间，同时将这些时间与你睡着的时间相比较，是不是有很大的差别？你的平均卧床时长是不是至少有 8 小时甚至更长？

假设你平均只睡着 5 个半小时，而卧床时间是 8 个小时（换句话说，你在床上睡着的时间只占 60%），这会干扰第二天深度睡眠所需的睡眠驱动力的生成。不仅如此，你可能会因为第二天感觉睡不够，而试着通过取消活动计划（即降低你的活动量）、减少运动量，或利用打瞌睡、睡久一点儿，抑或是比平常提前上床等方式来补眠。但这些行为都会妨碍你产生深度睡眠所需的强烈驱动力。如果你会这样做是因为你渴望有良好的睡眠品质，那么你一定要读第二章。

现在，记住良好睡眠的第二个要素就是：2. 强烈的睡眠驱动力。

唤醒系统太活跃，睡眠系统难启动

生物钟与睡眠驱动系统共同合作，就会产生优质的睡眠。了解如何与这两个系统充分合作，也能睡得令人满意。然而，还有一个系统的力量有时会胜过这两个系统并造成睡眠问题，那就是唤醒系统（arousal system）。唤醒系统负责的是在必要的时候，让你变得超级警觉。在你睡觉的时候，这个系统最理想的状态是不要活跃，但在紧急状况时，唤醒系统会压制睡眠，让你在这种危险状况能醒过来（例如，当窃贼侵入你家），并且采取适当的措施（例如，报警）。

不过，过度活跃的唤醒系统会干扰睡眠，尤其是这个系统不太能判断哪些是真正与马上面临的危险，是否必须维持清醒状态。例如，我们曾在一项研究实验中告诉参与实验的人，第二天早上将必须发表公开演讲。可想而知，他们那晚的睡眠品质会比没有这种焦虑感之前的正常夜晚要糟糕。实际上，演讲要等到第二天早上才会进行，因此丢脸的危险并非迫在眉睫，但是一些带有压力的预期会让人保持警觉，从而干扰睡眠。

揪出破坏睡眠的凶手

唤醒系统会让情绪、身体或心理都处于活跃状态，从而导致睡眠系统无法被启动。

你认为下面哪些因素会让你保持警醒而无法好好睡一觉？又有哪些因素能让你放松而夜夜好眠？

- **酒精**
- 在清醒的时候躺在床上
- **睡在寒冷的卧室**
- 想着睡不着或睡不好的问题
- **抽烟**
- 在床上讲电话
- **在床上阅读**
- 安排行程表

- 焦虑

- 压力

- 在酷热的卧室里睡觉

- 宠物躺在你的床上

- 大麻

- 在寒冷中冥想

- 上床前做运动

　　答案可能会让你很意外：上面所有的因素都会造成刺激而让你睡不好。

　　大家都知道睡前摄取咖啡因（例如含有咖啡因的巧克力、茶、咖啡、汽水）会干扰睡眠品质，在下午摄取的咖啡因也会对睡眠有负面影响。我们很难估算自己在睡前服用了多少咖啡因，以及身体能多有效地将咖啡因代谢掉，因为实际情况会因人而异。此外，即使是一些你认为具有安定作用的物质，也可能会启动唤醒系统。例如，许多人相信抽烟能使人镇定放松，因为在抽烟后会觉得压力减轻了。然而这种紧张程度之所以会下降，不过是因为在抽了前一支烟后，身体便开始累积尼古丁戒断症状①，当再抽一支烟后，这些症状就得到缓解。香烟其实

---

　　① 尼古丁戒断症状（nicotine withdrawal symptoms），指主动烟草用户缺乏烟碱而产生的一系列戒断症状，如头痛、恶心、烦躁等。——编者注

是具有刺激性的，尼古丁戒断也会让人不安，这可能是导致烟瘾的原因之一。换句话说，你相信自己需要抽烟才能放松，然而抽烟这个习惯才是导致你紧张的原因。

同样地，许多人认为大麻与酒精都是能助眠的物质，因为有时它们可以减少你入睡所需的时间。然而，整体而言，这些东西会使睡眠品质不佳。因为这两种物质都会抑制睡眠第一阶段的快速眼动（rapid eye movement，以下简称 REM）时间，当这些物质中的活性成分在深夜被分解与新陈代谢后，会产生更多的 REM 睡眠。REM 睡眠并不是一种深度的睡眠，这个睡眠阶段过去被称为"异相睡眠"（paradoxical sleep），因为此时的睡眠状态与清醒时大脑的活动相当类似。在 REM 睡眠中，睡眠会较浅，也很容易醒来、流汗，以及做让人紧张的梦。

此外，有许多药物也会导致睡眠问题，或让问题更加严重。例如，一些感冒与抗过敏的药物，尤其是减充血剂（decongestant），或是一些气喘或心脏药物（例如 β 受体阻滞剂）都可能导致失眠。当你开始服用任何新药物时，需仔细阅读药品说明，看失眠是否是可能的副作用之一。并询问医生，在你目前服用的药物中，是否有会产生失眠的副作用的药。

在上述破坏睡眠的因素中，很值得特别讨论的就是运动，它不但不能助眠，反而会让人清醒。诚然，养成规律的运动习惯可以改善睡眠，不过有些运动会振奋精神、提升精力，因此不应该在晚上进行。建议你平时可以做些规律甚至是费力的运动，但不要在睡前两小时内进行。许多人试图用耗尽体力的方式来让自己睡着，但却发现自己上床后反而更清醒。睡前你应该做一些伸展运动，和一些动作和缓的运动，如瑜伽或太极拳。这些运动不但有助于放松，而且也可以为睡前逐渐停止活动做暖身。关于上床前应逐渐停止从事日常活动对睡眠的重要性，请见第五章的进一步说明。

　　你睡觉的环境是否容易让你醒来，对你的睡眠也有影响。极端的温度可能会让你在整晚都保持清醒，或是在一开始就妨碍你入睡。有些人认为房间要比较热或比较冷才更好睡，然而，身体在整个晚上会经历多次体温调节的改变，如果房间太热或太冷，都可能会使你醒过来。因此，房间维持在舒适的温度能帮你入睡，也使你不易清醒。

　　现在讨论另一个问题。你会让宠物上床吗？或许宠物是你家中的一分子，也给了你很大的慰藉，不过宠物可能会影响你的睡眠深度，比如，它们会打鼾、整晚制造噪音，或是吵醒你起床喂食，它们也会经常变换位置而不管你是否有足够的睡眠空间。不论宠物以何种方式干扰了你的睡眠，这都是你该尝试改变的时候了。

　　通常，看到床你应该联想到睡眠，床铺是一个完全保留给睡眠的地方。但如果你在床上做些清醒时会做的事，比如阅读、上网、安排活动行程、吃东西、看电视、讲电话、看手机短信等，就会不知不觉地训练身体在床上保持清醒，从而可能导致失眠，或是使睡眠问题更严重。

此外，如果你在床上有很长一段时间是清醒、睡不着的，甚至是心情很不好的，这时候，床铺就会变成让你清醒、警觉与觉得受挫的地方。多年前，伊凡·巴甫洛夫（Ivan Pavlov）博士曾经做过一个实验，他拿肉给一只狗看，狗看了以后会流口水。这很正常，食物，尤其是肉，当然会让狗流口水。但巴甫洛夫第二次的实验做了些改变，他拿肉给狗看很多次，每次同时也敲响铃声，而每一次狗都会流口水。在将铃声与肉结合在一起给狗看过多次后，他只敲响铃声，但不拿肉给狗看。结果，狗照样会流口水。为什么？因为铃声已经变成一个让狗流口水的信号，也就是一种暗示。同理可证，如果将床铺与日复一日的失眠、挫折感联系在一起，当然会影响睡眠。床铺会失去产生睡眠信号的力量，而成为睡不着或清醒的标志，使你的失眠症状更加恶化。第四章会提供一种非常特别的方法，训练你的身体不会在晚上保持警觉或清醒。

你可能觉得上面列举的阅读、上网等活动可以让你放松，那么我们建议你的并非停止这些习惯，而是将这些活动移至其他地方、别的时间进行。关于这项建议的实际做法，请阅读第五章。

接着还有一些显然是造成你失眠的凶手，如：压力、焦虑、烦恼。在床上的时间可能是你一整天中唯一能静下来、心无旁骛思考的时间，因而不幸地也就成为你解决问题、列待办事项清单与拟订计划的时段。这些事情更适合在白天进行，因为思考明天会发生什么事会令人焦虑。良好睡眠的最后一个秘诀就是：3. 平静的心和身体，以及舒适的睡眠环境。第五章至第十章将针对此提出有用的建议。

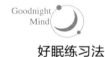

好眠练习法

本章为你介绍了睡眠系统的运作方式。理解生物钟及睡眠驱动系统是改善睡眠的第一步。例如，你现在知道了卧床时间太久会妨碍睡眠质量，还有，一些你以为可能有益于睡眠的行为，反而会妨碍晚间平静的休息。如果你能减少或避免从事各种会在情绪上、身体上或心理上妨碍睡眠的活动，就不用费劲地想要睡着了。希望你能记住夜夜好眠的 3 个关键因素：

1. 维持规律与理想的固定睡眠时间（即睡眠窗口）。

2. 强烈的睡眠驱动力。

3. 平静的心和身体，以及舒适的睡眠环境。

我的睡眠日记

	星期一	星期二	星期三	星期四	星期五	星期六	星期日
你几点上床*							
你花多少时间睡着							
在第一次睡着后到最后醒过来之间，你共有多少时间是清醒的							
你最后醒来的时间							
你第二天起床的时间							

* 这个时间可能不是你开始尝试要睡着的时候。

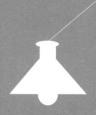

第二章

培养睡眠驱动力，安眠可以不用药

Goodnight
Mind

我们在第一章的讨论中提到，打造好眠的方法之一，是增强深度睡眠的驱动力。深度睡眠是一种连续而深长或不被打断的睡眠，当你从深度睡眠中醒来后会觉得自己获取了充分的休息。

本章将教你如何将睡眠驱动力系统导回正轨，包括调整你的睡眠时间表、提高你的活动频率，同时改变任何会阻碍你进入深度睡眠及增强睡眠驱动力的习惯。

白天醒得越久，晚上才会睡得越好

你是否想过如何让身体获得深度睡眠？如果你没有得到足够的深度睡眠，或许会担心自己的身体中制造深度睡眠的系统功能受损或无法运作。然而这种情况其实非常少，而且通过学习有助于睡眠系统良好运作的好方法，能有效打消你对上述问题的疑虑。

如我们在第一章所提到的，你身体里主宰睡眠与清醒的平衡系统，通常不是在第二天晚上让你睡得更久，而是通过更深层的睡眠来让你补眠。只要了解这个系统是如何运作的，以及什么样的行为会阻碍深度睡眠，你就能更好地利用这个系统。例如，当你赖床时间太久，或在一天当中没有耗费什么精力，你身体产生的睡眠驱动力就不足以在晚上产生深度睡眠或持续性睡眠。但当你整天都醒着并且活力十足，深度睡眠的驱动力就会变强。

当你睡得不好时，上述的信息能让你松一口气，因为即使前一天没睡好，你也能通过身体产生足够的深度睡眠，来弥补睡眠不足。而这也代表任何试图补眠的努力将有反作用，包括提早上床、在床上躺更久，或小睡等，这些行为都会削减深度睡眠驱动力的强度。

同样地，为了提神，你也可能增加咖啡因的摄取，但是可乐与咖啡等含有咖啡因的东西会干扰深度睡眠所需的某种化学成分的形成。当睡眠不足时会想尽力补眠，没睡好时也会利用咖啡因来提神，这些都是很常见也很容易理解的反应，但是这些行为会对身体发出错误的信息，并且削减进入深度睡眠所需的足够的驱动力。

掌握熟睡的 5 种方法

下面有几种方法能让睡眠系统好好运作，从而让你得到梦寐以求的睡眠或深度睡眠。

方法 1：限制卧床时间

通常，你的卧床时间只能相当于你睡着的时间。本章稍后将告诉你如何限制卧床时间，即使你不想使用这种调整后的新睡眠时间表，也请试着遵循以下两个重要的原则。

别赖床。早上赖床的时间越长，越会减弱你当天能形成的深度睡眠所需的驱动力，除非你第二天晚上晚一点儿上床，否则产生足够驱动力所需的时间就会被缩减。其实，早上的睡眠对你的身体并没有特别的恢复效用，所以，别赖床了！设定闹钟，让自己在某个时间点起床（第三章会教你判断适合的起床时间），这样将会产生更强的深度睡眠驱动力。

不要提早上床补眠。如果你因为前一晚没睡好，当天晚上就提早上床，这样做也会妨碍深度睡眠。因为这会让你不太容易睡熟，而且也可能比较容易在半夜醒来。

方法 2：不要小睡

在白天小睡将会减少晚上的深度睡眠。因为当你从小睡中醒来后，你必须重新生成损失的睡眠驱动力；而在当晚就寝前，你不太可能有充分的时间产生足够的睡眠驱动力。你的深度睡眠越少，睡眠的休息效用越小，半夜你也可能提早醒过来。

方法 3：别打瞌睡

打瞌睡所产生的负面效果与小睡相同，因此应该避免。你可以通过活动，最好是能使全身都动起来的活动，或者利用明亮的光线，来控制想打瞌睡的欲望。

如果可以，请别人在看到你瞌睡的时候叫醒你。此外，你要避免可能让你想打盹儿的状况，例如在昏暗的灯光下看电视或电影，或是晚间靠在沙发或椅子上。

方法 4：在白天保持活力

提高活动频率，对你的健康、心情与睡眠都有正面的影响。当身体活动量越大，睡眠驱动力产生得越多，深度睡眠也越能增加。如果你整天醒着但是都不活动，或是大部分时间处于休息状态，很可能无法获得深度与优质睡眠。

方法 5：减少或避免摄取咖啡因

由于咖啡因会干扰睡眠驱动力的形成与降低睡眠品质，要尽量避免服用含有咖啡因的东西。每天摄取的咖啡因，含量不要超过 250 毫克（一杯 360 毫升的咖啡就刚好超过这个含量的一半），同时尽量在睡前的 6 个小时内不要摄取咖啡因。如果你对咖啡因特别敏感，这意味着你可能只能在早上摄取咖啡因，或是要完全避免。

用睡眠限制法提升睡眠效率

以上"卧床时间要相当于睡眠时间"的方法，是实现深度睡眠最有效的方式之一。但许多人不清楚该如何让卧床时间与睡眠时间差不多，因为睡眠时间可能每天都不同，有时还变化极大。

判断你应该在床上待多久的关键，是找出你平均每天睡多久。当被问及平均睡眠时长时，人们通常只会记住自己睡的最糟的夜晚，因此答案并不全然正确。在没有真实可靠的数据支持下，低估睡眠品质存在风险，会在你努力改善睡眠时产生负面影响。利用写睡眠日记的方式，可以更确切了解你的睡眠模式。

第 1 步：记录睡眠资料

要知道自己平均睡多久的最佳方式，是连续两周在每天早上写下关于你睡眠的详细情况。你可以使用第一章所提到的睡眠日记。而且，你在每一天越早做这个睡眠记录，记录信息就会越准确，因此你可以试着将写睡眠日记作为一大早最优先该完成的事。此外，将睡眠日记与一支笔放在床头或是早餐桌上，更能让你持续并准确地填写信息。

现在就开始这么做：在未来的两周内，持续记录你每天的睡眠情况，在你完成这个任务以前，先不要继续往下阅读本书。你可能会好奇之后的内容而跳过这一步的记录并继续往下读，但是，要想达到最好的效果，就必须先得到准确的睡眠信息。同时，使用你目前为止已经学到的知识，更能为夜间的优质睡眠做好准备。

所以，现在先暂时在这一页放张书签作为记号……

第 2 步：算出卧床时间

欢迎回来！在过去的两周，你从上床到起床，平均有多少时间？也就是说，你的卧床时间有多长？例如，如果你晚上 10 点上床看电视，然后早上 7 点起床，表示你在床上躺了 9 个小时。像这样，算出每个晚上你的卧床时间，将这些时间加总起来，然后除以你观察自己睡眠的总天数（如果是按照我们建议的两周观察时间，就是 14 天），这样可以得出你每晚卧床时间的平均值。

有睡眠障碍的人常常很讶异他们每晚有这么多的时间花费在床上。其实，躺 9 个小时很常见。不过多数成年人的睡眠时间不到 9 个小时，因此花这么多时间卧床，可能反而使得你在床上是清醒的，也会使你起床后花在培养睡眠驱动力上的时间更少。

第 3 步：计算睡了多久

要知道你真正睡了多久，必须将你的卧床时间减去在床上清醒的时间。例如，如果你在床上待了 9 个小时，花了 1 个小时才睡着，半夜里你清醒的时间是 1.5 个小时，早上赖床 1 小时，因此你在床上的清醒时间是 3.5 个小时，实际的睡眠时间则是 5.5 个小时。

要得知你平均的睡眠时间，可以将你所观察每晚睡着的时间加总起来，然后除以观察的睡眠天数（如果是按照我们建议的两周观察时间，就是 14 天）。

第 4 步：算出每晚该躺多久

现在你已经算出每晚睡眠的平均值，基本上这就是你每天所需的卧床时间。为了使你的睡眠驱动系统良好运作（通过更深层与更持久的睡眠就能达到这样的效果），你在床上待的时长应该与平常能睡着的时长相同。

为了达成这个目的，你可以立下严格的规定，而且将卧床时长设定为你在第 3 步所计算出来的时间长度。或者，你也可以额外再加上半个小时，因为事实上即使是睡得很好的人在床上也会有清醒的时候，但通常不会超过 30 分钟。

例如，如果你追踪到自己平均睡着的时间是 5.5 个小时，你可以每天晚上在床上待 6 个小时，以达到通常平均的睡眠时间。如果你每晚睡着的平均时间低于 4.5 个小时，好吧，就给自己 5 个小时，而且我们建议你的卧床时间绝对不要少于 5 小时，以避免出现睡眠不足（sleep deprivation）的症状。现在，就写下你的目标：

我每晚躺在床上的时间不应该超过_____小时。

看看过去两周你的平均卧床时间，与我们新建议的卧床时间有什么不同？这两个数字相差超过 1 个小时是很常见的。在一些已知的案例里，这项数字的差异至少是 3 个小时。而且，差异越大，当你改变卧床时间后，夜晚能获得的睡眠驱动力也会越强。

第 5 步：建立并实行新的睡眠时间表

从第 4 步中所得的数字，是你在两周内 14 个晚上，每一个晚上应该在床上待的时间。

例如，如果是 6 个小时，你可以设定晚上 12 点是就寝时间，第二天早上 6 点为起床时间（第三章会教你判断最佳的起床时间）。不过，如果有一天你晚睡，千万别用最理想的卧床时间作为第二天赖床的正当理由。虽然那天你的卧床时间会比较短，但是没有关系，因为这会增加睡眠系统的压力，好让你在第二天晚上产生更多的深度睡眠驱动力。

即使你前一晚睡得很差，也都应该在每个晚上坚持实行你的新时间表。这样做意味着你正试图让身体通过较多次的深度睡眠，来弥补缺失的睡眠。如果你因为在前一天晚上睡得很差，第二天早上便放任自己在床上躺很久，这不仅达不到你想要的休息效果，晚上也无法得到应有的深度睡眠。事实上，因为你花在产生睡眠驱动力上的时间更少，所以，第二天晚上很可能你的深度睡眠也会随之减少。

这样做并非要限制你的睡眠时长，而是限制你在床上清醒的时间，从而能睡得更有效率也更深沉。如果你持续力行这项建议，终将日起有功，达到深层睡眠的状态。

减少卧床时间不代表会睡得更少

这种新的睡眠习惯，可能会让你既期待又怕受伤害。虽然理智已经说服你接受上述的建议，你也很希望自己能睡得更熟、更好，但要减少卧床时间这件事则可能会让你紧张。通常这种感觉的产生，是由于你担心卧床时间减少后会睡得比以前更少。

在此提醒大家要记得几件事。首先，减少卧床的时间并不是一项要永远持续下去的建议。当你的睡眠质量改善之后，其实就该逐渐花更多的时间在床上（请看下一个标题）。

其次，你无法预知自己是否真会因此而睡得更少。在未来的1~2周先试着实行上述的建议，然后再回头评断你的预测是否准确。至少，你要持续实行一个星期，因为你的睡眠状况可能每天晚上都不相同，这是正常的。在能持续好睡、熟睡之前，可能要花上好几天的工夫。换句话说，如果你在开始的几个晚上的确睡不好，不要担心，这种情况很可能会改变。让自己按照这个方法做一段时间，在这项建议有机会成功之前不要轻言放弃。

第三，如果持续减少卧床时间，你可能会发现自己在越接近就寝时间会越想睡，甚至要维持清醒都很困难，这就是睡眠驱动力正在逐渐增强的迹象。坚持下去，不要担心，很快你就会睡得又沉又好。尽管这情况要好些天后才会出现，但迟早你会看到成效的。不过，如果你在还没上床前就非常想睡，必须注意自己及别人的安全。你要采取与服用镇静剂之后同样的谨慎措施，比如避免开车或操作机器。

最后要提醒的是，这个方法需要持续相当一段时间后才能奏效。如果你对睡眠时间减少这件事很紧张而采取"安全措施"，比如周末花更长的时间躺在床上，就会破坏你在工作日晚上所做的"努力"——也即是你在工作日晚上已经增加的深度睡眠，你的睡眠驱动力将会因为你在周末时的任性而减弱。试想，如果你在工作日时忌口，但是到了周末就大吃大喝，体重还会减轻吗？

　　遵守严格的睡眠时间表是达成效果的最快途径，但是如果你觉得还没有准备好做这种改变，可以多花点时间慢慢来，并且不要对这种方法的奏效太过心急。记住基本原则是如本章开始所说的，限制你的卧床时间：不要太早上床，也不要为了想补眠而赖床。

延长卧床时间不瞌睡

　　一旦你的睡眠已经显著改善，而且你在白天会感觉很想睡时，就可以开始试着慢慢延长你的卧床时间。以下提供一些在做此决定时的判断原则。

　　有几种方式可以证实你的睡眠是否已明显改善。第一种方式是扪心自问，对于现在的睡眠品质是否满意。第二种方式是将你的睡眠情况与某个没有睡眠问题的人相比较。没有睡眠问题的人通常在上床后的 30 分钟内就会睡着，同时在半夜清醒的时间会少于 30 分钟。这意味着没有睡眠问题的人，他们在床上有 85%~90% 的时间是睡着的。如果你有效睡眠的平均百分比达到或超过 90%，也就是说你在床上的时间几乎都是睡着的，从下周起，每天晚上你的卧床时间就都延长 15 分钟。你可以将闹钟延后 15 分钟，或是提早 15 分钟上床。同样地，如果在你控制卧床时间前，你需要躺 30 分钟以上才能睡得着，但现在你更快就能睡着（例如，平均 15 分钟或更短的时间就能睡着），你也可以将卧床时间延长 15 分钟。

此外，如果你在白天时感觉非常想睡，并且担心自己的安全问题，这时也应该延长卧床时间。何时会产生这种情况呢？比如你的卧床时间是根据新订的时间表而定，但是其实你低估了自己睡着的时间，所以你实际限制了整体的睡眠时间，而不仅仅是卧床的时间，因此会在白天有想睡的感觉。

不过，想睡觉与觉得累是不同的，你可能觉得很累但却不想睡；也就是说在不活动时，你不会不自觉地打瞌睡。

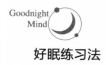

好眠练习法

本章详细说明你应该如何产生更强劲的深度睡眠驱动力，重点在于要限制你的卧床时间。同时，也建议你应该增加白天的活动频率，避免小睡与打瞌睡，以及要谨慎摄取咖啡因。

按照上述的建议，限制你的卧床时间，可以迅速增加睡眠的驱动力，从而让你在上床后 30 分钟内睡着，同时也能减少在半夜清醒的时间。如果你无法抵挡提早上床或者赖床的诱惑，就会降低这项建议的效果。

记住以下的秘诀：

• 有时你头脑是清醒的，因为你的身体还没有准备入睡。

• 让卧床时间相当于你的睡眠时间，就能为深度睡眠做好准备。

• 任何补眠的尝试都会有反作用，因为这会阻止身体自然产生深度睡眠。

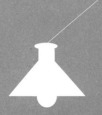

第三章

该睡该醒，都要遵守睡眠时间表

Goodnight
Mind

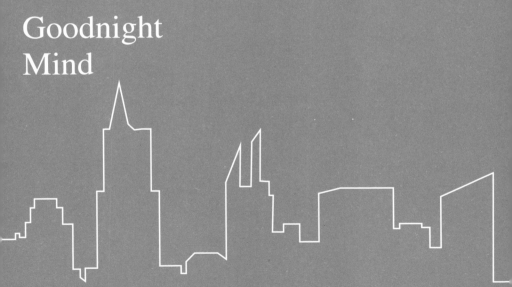

在第一章里，你已经知道了如果你的睡眠时间表不能符合自己的生物钟，就不会得到良好的睡眠品质。当你试着入睡的时候，如果你的头脑仍然过于活跃，可能是因为当你的生物钟正在提升警觉时，你反而试着入睡。这一章将会教你如何制订一个符合自己生物钟的睡眠时间表。

让睡眠跟着你的生物钟走

正如我们在第一章里所讨论的，你的身体里面有个潜在的时钟，它决定了你睡眠的最佳时间。在清晨和一天的前半部分时，生物钟会发出越来越强的警觉或者清醒信号；随着时间的变化，这些信号逐渐减弱，为逐渐占据主导的睡眠信号让路。如果你上床的时间比生物钟预期的时间提前或拖后太多，就会难以入睡或者睡得很糟。

正因为生物钟对于睡眠质量如此重要，所以你的就寝时间必须：1. 符合你的生物钟类型；2. 要有规律。现在，让我们先来探讨你的生物钟类型，然后再来讨论维持规律性会让你睡得更好的原因。

第1步：了解自己是早起的百灵鸟，还是晚睡的夜猫子

制订睡眠时间表的第一步非常简单，就是要选择一个符合自己生物钟类型的睡眠时段。

人们的生物钟类型都有一个范围，在这个范围的一端，有绝对的早上类型，在另外一端则是极端的晚上类型，所有人都落在这两种类型之间的某一处。要知道自己落在这个范围的何处，先看看以下的描述。

如果你有以下的倾向，就属于一种极端的晚上类型，也称为"夜猫子"：

- 在早上你很难醒过来（或是别人要叫醒你也很困难）。
- 你不喜欢并且也会避免在早上吃早餐。
- 在早上醒来后的一段时间内，会觉得神志不清。
- 你觉得晚上你在最佳状态。
- 你想睡的时间比大多数人都晚（例如，在午夜以后）。

相反地，如果以下的描述符合你的状况，你就属于极端的早上类型，也称为早起者，或是"百灵鸟"（lark）。

- 你想睡的时间比大多数人都早（通常早于晚上 10 点）。
- 在晚上你很难保持清醒。
- 你早上醒来的时间比其他人更早，而且不需要闹钟叫醒你。
- 你在早上会最警醒，这种警觉性在下午至晚上就会逐渐降低。

虽然早睡早起或晚睡晚起的习惯可能与你的生物钟一致，但是却不一定与你的同居者一致，比如你的配偶、亲密的另一半、朋友、家人或室友，他们可能会对你的生物钟与别人不同这件事难以理解。你理想的睡眠类型可能与人不同，但是如果想努力改变这点是会有反效果的。如果你是极端的夜猫子，而你的同居者是极端的早起者，这不代表你所偏好的睡眠习惯是错的，对方的习惯是对的（反之亦然）。不同的人自然有不同的生物钟。

如果你的新睡眠窗口可能会让你产生人际关系的问题，尽量与你的同居者沟通与协调。在此提供一些解决方法。

- 解释你"不正常"的睡眠窗口可能是生理上的原因，

因此不容易改变。因为生物钟有明显的遗传因子，在你家族中应该至少能找到一位与你同病相怜的人。

• 如果你是夜猫子：对你而言，要在早上 7 点起床，感觉如同要大多数人在凌晨 3 点起床一样令人难受。就像大多数人完全不会想在凌晨 3 点吃早餐一样，你也根本不会对在早上 7 点吃早餐这件事感兴趣。

• 如果你是早起者：对你而言，早上躺在床上会让人觉得不愉快与恼怒。这就好比你要你的朋友或家人尝试在晚上 8 点睡觉一样，对方也会发现那么早上床是很难入睡的。大多数人在还有精力的时候却要提早上床会感到焦虑不安，同样地，当你的精力已经蓄势待发，却要你在早上仍继续待在床上，也会让你感觉非常不舒服。

• 双方必须在需要一起从事的事情上互相妥协。比如早起者应该在早上减少对夜猫子提出要求，夜猫子也应该在晚上减少对早起者的要求。下午可能是双方共同进行活动的最佳时段。

• 对于夫妻而言，要接受双方的差异，同意彼此在不同的时间上床。但是也要建立两人紧贴共眠的时间，使你们可以在晚上有段时间能一起共度。例如，先一起上床相拥而眠，但是当早起者要入睡时，夜猫子可以先离开卧房，然后当想睡的时候再回到床上。相反地，夜猫子可能期待在早上醒来时与对方依偎同眠，已经起床的早起者则可以再回到床上与夜猫子共度一段时间。记住，这种亲密关系与睡眠时间表并不相冲突。

第 2 步：每天都要维持固定的睡眠时间表

一旦你确定了符合你自己生物钟类型的睡眠窗口（也就是晚上睡眠的规律时段），你必须每晚都使用这种相同的睡眠窗口，而不要隔一两天就改变。许多睡眠问题都来自于不规律的时间表，而这也会造成失眠与疲劳。

避免社会性时差

时差是你所身处的当地时间与你身体认定的时间，两者产生的差异所造成的结果，当你搭飞机四处长途飞行后，就会产生时差。当你身处一个与你平常不同的时区，身体里的时钟便不再与墙上的时钟同步。

时差常会使人失眠、疲累，但如果你并没有旅行却出现这些症状，就称之为"社会性时差"（social jet lag）。

会发生社会性时差是因为你的工作、孩子，或其他责任等社会性因素，对你的睡眠时间表造成了限制，使你无法维持与你生物钟类型一致的睡眠时间表。要发现你是否身受社会性时差之害，你需要在未来两周持续追踪自己的睡眠状况（请见

第一章"写睡眠日记，算出睡眠效率"）。每天一旦你离开床铺后，就马上记录上床与起床的时间，而这些时间可能与你打算睡觉与醒来的时间有所不同。

例如，如果你是9点上床，在睡前又阅读了1小时的书，之后你在早上5：30醒来，然后在闹钟于6点响起前又设法睡了半个小时，这一天记录的时间应该是晚上9点与早上6点。在两周过后，找出你上床的最早时间和最晚时间，还有起床的最早时间和最晚时间，看看这些时间的差距是否都超过1个小时以上。如果答案是肯定的，表示你可能会出现社会性时差的症状，就如同你跨越了时区一样。而且，时间差距越大，你每天的睡眠、精力、胃口的变动可能就越大。

例如，如果你周五与周六都较平常晚睡两小时，然后在周六与周日也都晚起两小时，对你身体产生的影响就像是你平常住在芝加哥，但是每个周末都到拉斯维加斯去旅行一样。因此，避免社会性时差，可以有效改善你的体力与睡眠品质。

决定最佳的起床时间

对一些人而言，挑选一个起床的标准时间并不是一个有吸引力的观点。很多人不喜欢早上起床，因此，每天早上准点起床——即使前晚睡得很差也要遵守——的建议并不令人愉快。况且，如何才能知道自己每天该何时起床呢？下列几种方式可供参考。

第一，起床时间应该是当你的双脚已经踏地、同时也离开床铺的时间。之所以会特别这样说明，是因为许多人设定了闹钟，但是闹钟响了却还不起床，要等好一会儿后才下床。为下一个晚上产生睡眠驱动力的时间，要从你开始活动的时间算起（也就是指你完全离开床铺后，开始做事时），而不是在你醒来按下闹钟的那一刻。

第二，回答下列问题，也能帮你决定起床的最佳时间。

• 通常你必须起床的最早时间是何时？ 如果你在一周里有几天必须在一个固定的时间醒来，这个时间通常就是最好的时间点。

• 什么时候你的身体会自然清醒？ 如果你的身体在你规律起床以前，会自然地提早多时醒来，你最好就早一点儿起床。例如，如果你通常在早上 7 点起床，但是身体多半在早上 5∶30 就醒过来，这是找出你生物钟类型的一条线索，你应该认真考虑以 5∶30 为起床时间。如果你提早起床，通过一整天长时间的活动，可以进一步增强好眠的驱动力。当你赖床贪眠时，是不会有好的睡眠品质的。

相反地，如果你身体自然清醒的时间比你通常设定的起床时间晚得多，代表你会熟睡到你所设定要起床的时刻，而且每天早上要起床时都十分困难。这时，你可能会难以决定何时才是适合的最早起床时间。在这种情况下，如果不论何时起床对你都有困难的话，这里有几项秘诀：

- 强迫自己起床。
- 让自己暴露在强光下。
- 尽快开始从事许多需要身体动作完成的活动。

这些都将帮助你摆脱神志不清，使你能迅速展开全新的一天。如果你是因为工作的缘故，使清醒与起床时间必须比你的生物钟提早许多，你可以找出一些在早上节省时间的方法，使你能设定稍晚的起床时间。例如，在晚上尽量做完第二天早上要做的事（比如洗澡、准备好第二天要穿的衣服、将咖啡壶设定为自动启动等），而且排除早上不必要的活动，然后固定这个起床时间，即使在假日也不改变。如此，你的身体最终将会对提早的时间更有警觉性。

至少按表操作一个月

要按照时间表行事，会让你觉得反感吗？为什么？这跟你在童年时期要遵守规矩有关吗？或许在你成长过程中，要遵守的规矩特别多，你的父母过度严格或缺乏弹性，他们会告诉你："不，你不能看烟火。烟火晚上 8 点开始，那正是你要上床的时间。"你可能认为按表操作太无聊或是觉得被受限了，你需要自由做你想做的事，也需要更具弹性的空间。

　　遵循规律性的时间进行睡眠、吃饭等人类基本的活动，并不代表不能有弹性。有些人可能认为只有儿童才需要守规矩，其实成人也需要常规的约束。常规也可以帮助"设定"管理睡眠、心情、警觉性的生物钟。

　　为了睡得更好，你需要做些改变，不遵守时间表会让你改善睡眠的努力事倍功半。你需要重新检视与挑战你对时间表的看法，如此或许能帮助你除去改善睡眠的障碍。

　　如果你认为自己很难在一个固定的时间点起床，你可以尝试完成以下的句子：常规是_____（在空白处填入负面的词句，例如，"无聊"或"限制我的自由"），然后放下你原先的想法，一个月后再看看自己有什么感觉。也就是说，先按照设定的时间表执行一个月（而不是一辈子），然后看避免社会性时差的状况后能否改善你的睡眠，并观察自己在一天中的感觉是否良好。

让想睡的感觉告诉自己该去睡了

　　如果遵守规律的时间表，你的生物钟就能运作到最好，那么你是否应该设定上床的时间？这是个复杂的问题。最好是有一个根据你生物钟设定的就寝时间，也就是符合你规律性想睡的时间。可是想睡的程度，也会因为你在一整天的过程中累积了多少睡眠驱动力而有所不同，因此维持固定的就寝时间并不都是正确的。例如：1. 当你在某些夜晚尚未累积足够的深度睡眠驱动力，或 2. 如果你在接近就寝时间时常变得心烦意乱，还有随之而来的苦恼干扰到你入睡的能力时，这个规则就不适用。

你想睡的时间可能在每个夜晚都不相同。但是，你早上必须起床的时间通常取决于外在因素，例如工作或其他责任；因此，你应该专注于制订一个固定的起床时间。通过每周 7 天监测这个起床时间，你将会在每晚差不多相同的时间点觉得想睡。这种想睡的感觉就代表到了你该就寝的时间，不需要靠闹钟的准确时间来提醒你。但是要记住的是，不要比你的理想就寝时间提早太多上床（参见第二章）。

如果还是睡不着，该怎么办？

如果你每天都保持在同样的时间起床，这种练习应该会使你在每晚相同的时间觉得想睡觉。然而，要注意的是，即使你的生物钟每天晚上在相同的时间发出睡眠暗示，但当时你可能正在做一些事情，就会干扰或破坏这种自然过程。例如，当到了就寝时间，你是否仍继续在原来的环境中保持活跃以及做事？你觉得好像晚上有太多事情要做，使你在睡前无法放松？活动会让你忽略或者很难真正注意到这些睡眠暗示。睡前无法放松，将会使得头脑过度活跃，干扰睡眠。要知道更多关于保护睡前缓冲期的重要性，以及帮助你这样做的知识，请见第五章。

好眠练习法

　　本章教你确定你的生物钟类型以判定你的理想睡眠窗口，也就是你能睡得好的时段，从而设定新的睡眠时间表。这个时间表最重要之处，就是你应该每天固定在同一个时间起床。改变起床时间可能会导致社会性时差，进而造成睡眠问题。

　　如果新的睡眠时间表可能会与你同床共眠的伴侣的时间表有所冲突，你可能不愿意遵守，即使它能让你睡得更好。如果真是这样的话，只要你们彼此都能互相体谅，也愿意做出一些调整与妥协，就能避免产生摩擦。如果你不想制订睡眠时间表，是因为你不愿遵守时间表与常规，那么可以先试着坚持一个月的时间表看看。

　　别忘了：

　　• 每一个人的生物钟都不同。要接受你的生物钟类型也可能与你的另一半或朋友不同的事实。

　　• 你的睡眠窗口必须符合你的生物钟类型。

　　• 使用闹钟来强迫自己遵守新的起床时间。

第四章

关掉身体的总电源，好好睡一觉

Goodnight
Mind

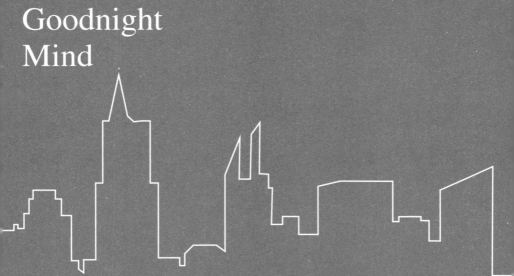

且你调整了你的睡眠习惯，并且开始睡得比较好（参见第二、三章），那么就应该把注意力放在训练当你躺在床上时保持内心的平静上面了，这样你在床上的时间会让你获得更多休息。当你想要入眠时，活跃的大脑却让你睡不着，造成这种情况的原因有很多。本章将集中讨论其中一个十分常见的原因，就是你可能不自觉地在训练自己在床上保持警觉状态。在这一章里，你将学会如何找出并消除造成这一问题的罪魁祸首的方法。你也会学习到怎样在感到心烦意乱时下床以训练自己在床上保持心平气和。

睡不着，一到上床时间就紧张

　　下面的场景对你来说是否似曾相识："我早就筋疲力尽了，

而且几乎睁不开眼。但是我一上床，就仿佛被启动了开关，一下子就清醒了。"对于有睡眠问题的人而言，描述的这种情况十分常见。那么，不躺在床上时想睡得不得了，但是一旦上床后却完全清醒过来，到底是为什么？答案可能就跟你的床有关。不过在你冲出去买新床垫之前，先看看下面的分析：

　　动物，包括人类，都会对刺激物产生联想反应（如巴甫洛夫的狗听到铃声就会想到食物，参见第一章），而且能对刺激物产生强大的直觉反应。假设你曾在某家餐厅用餐后发生食物中毒，下一次当你进入这家餐厅时，即使再也没有吃到有问题的食物，你也会感到身体不适。为什么会这样？这是因为你会无意识地将这家餐厅与发生中毒联想到一起。强烈的联想会在身体有强烈的反应时形成，而那一次的经验，就足以让你的身体将这家餐厅与之后身体对食物被迫的不愉快反应连接在一起。不论这样的反应准确与否，你的身体已经认定这家餐厅是造成你生病的原因之一，使得现在这家餐厅成为你身体不适的一种暗示。要训练不会产生这种本能反应的联想，需要经常重复类似的经历，或者说"刺激配对"（pairings of stimuli）才能奏效。但这类联想的运作机制，基本上都差不多。

　　以上所述跟躺在床上心浮气躁有什么关系呢？实际上，你的床就可以是刺激物。（在心理学中，刺激物只是一种可能影响也可能不影响行为的东西，并不必然"具有刺激性"，虽然它也可能确实具刺激性。）如果你已经有许多晚上在床上翻来覆去睡不着，或是因为心烦意乱而夜不成眠，或许就是因为你的床已经成为你辗转难眠、或是烦躁不安的一个暗示了。

把你的床铺变成睡觉暗示的 6 个原则

如果你的床已经变成启动警觉、焦虑、挫折等负面感受开关的暗示，你得学会如何关上这个开关。因为将床铺与清醒、警觉这样的感觉一再重复联想在一起，就是造成你失眠的原因，你必须拆散这种组合关系，让床能与睡眠连接在一起。请遵循下列 6 个简单的原则。我们已经提过前面 4 个，但是因为它们与重新训练身体在床上想睡有关，因此我们在此再提一次。

1. 不要小睡。
2. 别在床上做会令你清醒的事。
3. 只在想睡或快睡着时上床。
4. 每天在同一时间起床。
5. 如果睡不着就起床。
6. 心静不下来就起床。

原则 1：不要小睡

小睡包括：试图小睡（即使没睡着）、打瞌睡、打盹儿。我们要求你避免小睡的原因，是你得将睡眠只与一个地方（也就是你的床）与一个时间（你的睡眠窗口）联想在一起。

打瞌睡通常是无意识的习惯。大多数人会在一个特定的地点或在一天中的特定时段打瞌睡，例如晚上看电视的时候。如果你时不时在晚上看电视时就突然陷入瞌睡，那么你可以用些防御性方法，像是不要躺或靠在沙发、床上，而要正襟危坐。或许你也可以搭配做些轻度活动，例如边看电视边叠衣服。如果你与他人同住，可请对方帮你保持清醒。

原则 2：别在床上做会令你清醒的事

如果你希望看到床就有强烈的睡意，就必须让床能与睡眠相关的活动联想在一起，因此任何你清醒时会做的正常活动都不应该在床上进行，包括用电脑、发短信、打电话、吃东西、看电视、阅读、玩电脑游戏，或其他任何会让你在床上保持清醒的事情。

另外，性爱是否也算一种会让人清醒的活动？这个问题的答案通常可能要视你对性爱的感觉与性爱后的反应而定。对你而言，性爱通常是种能让你放松还是会亢奋的活动？如果你在做爱后会想睡觉，那么性爱可以是这个原则的例外。如果你在性爱之后会有警觉性（或是你在做爱后是否会处于警觉状态之下完全无法预料），你最好在当天较早的时候以及在睡觉以外的地方做爱。

某些习惯会让你觉得放松，例如在床上看书或看电视。或许你不愿意改掉这些习惯，但以下几件事你该注意。首先，你可能觉得这些习惯有助于舒压放松，不过如果一旦关灯或是头一沾枕头时，你发现自己是完全清醒的，就意味着你是处于警醒而非放松的状态。这并不是说阅读或看电视这类的活动不能帮助你放松，或是你必须改掉这些习惯。放松在一夜好眠中扮演很重要的角色。只要你别在床上与卧房里做这些事即可。

其次，你可能也不需要永远改掉这些习惯。当你的睡眠问题得以控制后，就可以重新恢复过去的习惯。（你可能也认识一些会在床上阅读但仍睡得很好的人。或许在你开始睡得很好之后，就可以加入他们的行列。）如果你发现睡眠问题又回来了，再将会让你清醒的活动移出卧房，然后检视睡眠是否能因此再度获得改善。

原则 3：只在想睡或快睡着时上床

你必须将床变成睡眠的信号，让两者能一而再、再而三地被联想在一起。这表示在你要在快睡觉或想睡觉时再上床，而不要提早上床"等"睡眠来。对于许多有睡眠问题的人而言，这个建议有其难度，因为他们通常觉得极度劳累但就是不想睡。所谓的"想睡"，是指"快睡着了"，这与觉得疲劳、觉得累、精神不济不同。如果只有在想睡或快睡着时才上床，你就能重新训练自己的身体和头脑，从过去"看到床就会清醒"，变成"一看到床就想睡"。

当你一开始这样做时，可能会有几个晚上睡得很差，但在你体内有一个自然系统，会用深度睡眠的方式补眠（见第三章），而且最终你也会睡得更好。如果你能忍受一两个晚上睡不好，这样的方法就能帮助你克服看到床就害怕失眠的恐惧，进而在更多的夜晚找回好眠力。

原则 4：每天在同一时间起床

如果你希望身体知道当躺在床上时就该入睡，就该摒弃每天晚上在相同时间睡觉的想法。不过，因为这个原则是要直到身体感觉想睡时才上床，所以你可能无法一直控制你的就寝时间。例如，平常你是在 11 点睡觉，但如果你某天到那时仍不想睡，就必须保持清醒直到想睡时再上床。相反，只要设个闹钟，你就能控制在早晨何时起床。让设定闹钟成为你固定睡眠时段的起点。也就是说，每天早晨在同一个时间起床能设定你的生物钟，而且确保你在起床后有足够的时间累积深度睡眠的驱动力。

如果你一周 7 天、每个早晨都在相同时间起床，你会逐渐在每晚差不多的时间就觉得想睡。也就是你身体将学会在晚上的特定时段，而且只在那个特定的时段中产生睡眠。

记住，刚开始当你遵循原则 3 "只在想睡或或快睡着时上床"时，可能会有一些晚上睡得很差，直到你的身体适应后才会有所改善。但你一定要在设定的时间点起床，而且要抗拒想补眠的诱惑。

赖床超过你平常该起床的时间，对你的生物钟将产生负面影响，不但会削减深度睡眠所需的驱动力，也将破坏"只能在床上与特定时段睡觉"的想法，第二天晚上很可能你的身心也会完全清醒。

原则 5：如果睡不着就起床

如果你希望一看到床就只想到睡觉这件事，那么只要你确定自己还无法立刻睡着时，就必须起床，而且最好离开卧房。我们不建议你使用闹钟，因为通常你上床后 15 分钟内就会知道自己是不是将很难睡着。

在离开房间后，你可以做任何不会让你更清醒的事情。比如从事让人愉悦，或至少比在床上辗转反侧让你舒服，但也不会让你变得更警觉的活动。

在另一个房间看电视通常是个好选择，只要那个电视节目不会吸引你到聚精会神地看整晚。有些人喜欢阅读、编织、画图，也有些人喜欢听音乐、听播客（podcast）、听有声书，这些都是可以做的事。要避免使用非常明亮的光线，或是做会让你非常专心的事。例如玩电脑可能会让你全神贯注，也会需要明亮的光线，这两者都会提高你的警觉性，因此通常我们不建议你这么做。

另外，当你半夜在漆黑的房间中醒来时，要先考虑到安全问题，确定光线充足才可以随意走动，这件事对年长者与服用安眠药物的人特别重要。

当你在其他房间开始觉得想睡时，就可以再回到卧房睡觉。如果你又变得完全清醒，就再一次下床。或许这将花上几天时间才能适应，但要有耐心，你的身体很快就能获知这个信息。

原则 6：心静不下来就起床

担心、苦恼、深思、思索问题的解决之道、在内心详列待办事项、分析问题，这些都是你清醒时会做的事，即使它们只牵涉到你的头脑也会干扰睡眠。这时你要起床、离开床铺，而且最好走出卧房。在你心未平静前，不要躺回床上。你会发现一旦你离开卧房后，这些纷扰会迅速消失或变得不太那么烦心。

当你在心静不下来的时候起床，可能刚开始会睡不太好，但最终你会因为在床上时内心不再烦乱，同时睡眠的力量压制住了你的大脑乱想，睡眠情况得到改善。

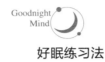

好眠练习法

本章具体阐述了如何才能使你在夜晚仍旧活跃的大脑平静下来，而这可能是造成你睡眠问题的主要原因。其中一部分的内容在前面的章节中已做过说明。当你想睡觉，心静不下来通常是由一种被称为"联想"的学习模式造成的，也就是之前的经历让你的身体以为床铺不是一个你想睡觉的地方。过去当你的大脑活跃时就上床或者待在床上，造成你现在一上床就会感到清醒、警觉。当然你并不是故意的，但是你必须想办法消除这种学习模式，并且重新训练身体。你可以减少或避免在床上做事，或是当你难以入睡时立就刻下床，让床成为睡眠的庇护所（性爱可能是例外的情况）。这将帮助你打破一上床就睡不好的恶性循环。

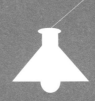

第五章

建立睡前缓冲区，跟焦虑断舍离

Goodnight
Mind

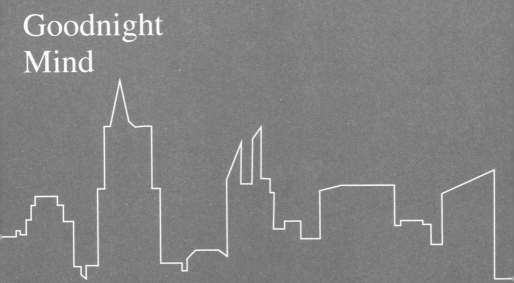

为了避免当天未完成的事让你烦心而睡不好，我们建议你在每天晚上空出一段时间，让自己远离白天时"活动的我"（active self），转变成睡眠需要的"放松的我"（relaxed self）。我们称这段时间为"缓冲区"（Buffer Zone）。或许你觉得当天已经获得充分的休息而不需要这样的缓冲时段，但事实上，在睡前让自己先沉淀一下再准备上床，几乎永远都是必要的。

处理完事情再上床

下面哪些说法很符合您睡前的情况？

- 我会在床上想事情。

- 我很难在晚上让心静下来。

- 在睡觉前，我会烦恼、紧张、焦虑。

- 躺在床上时，我会觉得担忧。

- 在床上时，我会在心里默列要做的事情清单。

- 在床上时，我很难不检查我的电子邮件或短信，当手机响起我也会接。

- 在床上时，我会感到紧张。

- 在床上时，我会思考白天发生的事情。

以上这些描述，都是你需要在上床前抽出一段时间处理当天事情的信号。实际上，几乎每个人都需要这样的睡前缓冲区。

脱掉工作服，换上休闲装

弗雷德·罗杰斯（Fred Rogers）是 20 世纪末美国儿童电视节目的偶像明星，他在著名的节目《罗杰斯先生的街坊四邻》（*Mister Rogers' Neighborhood*）的开场中有个相当有名的"仪式"。每一集节目中，他会走进他的"家门"，脱掉大衣，穿上他标志性的羊毛背心，接着将外出鞋换成橡皮底帆布鞋。这意味着，当罗杰斯先生回家时，他做了一个从"正式"到"轻松"与"休闲"的例行转变。他在家的时间是花在与朋友互动、读书，还有享受他的休闲兴趣上。

这样的通过改变穿着来有意地"换挡"的场景，对你建立属于自己的缓冲区计划可能也会有所助益。

也许你的日常生活非常忙碌，而且你的那个"工作的我"不停地在承担困难与压力重重的任务。那么，将你"工作的我"（即"活动与努力的我"）与"不工作的我"之间区分开来，就变得了件很重要的事。

每天你都应该从忙碌与汲汲营营的自我，转变成为一个放松与平静下来的自我。将这种转变纳入你规律的作息中，并且持续养成习惯，也就是说，尽量不要规划与你的缓冲区相冲突的日程表。

睡前一小时决定你的睡眠品质

每天晚上，在睡前挪出一个安静的时段，做一些有益于放松休息的活动，同时也能让你暂时从繁忙的日常生活中抽离。

在睡前一小时先做能助眠的事

创建缓冲区你需要约一个小时。在这段时间要做能让你平静、愉快的事情，并且，你做这些事情是为了享受事情本身，而不是为了达成某种目标。此外，也不要做那些可能会让你不舒服或烦恼的事。

跟电子产品说"晚安"

许多人使用电子产品与他们的朋友、家庭、工作保持联系。即使这样做让你觉得很愉快，但在接近睡眠时间仍与社会性活动密切联系，可能会让你无法从白天时的兴奋、紧张中抽离，从而影响睡眠。此外，等待下一条短信或电子邮件、思考该如何响应，然后又等着下一条短信……这样的过程会让人处于警觉状态而睡不好。

对一些人而言，使用电子产品已经让他们上瘾。如果你看到"跟电子产品说晚安"这个标题时会觉得紧张，想想自己为什么会有这种感觉。焦虑会造成强迫性的行为，也不利于睡眠。要戒除强迫行为的最佳方法就是拒绝从事该行为，并且做其他可替代且与你希望改变的行为互不兼容的事。

例如，关掉你的电子用品，比如手机、便携式游戏机、平板电脑，并将它们放在另一个房间，让自己不能随手拿到，同时从事一些会让你愉悦与平静的活动。很快地，你会养成在晚上关掉电子产品的习惯，而且在睡前会更平心静气。本章稍后会介绍可以在缓冲区做的事。

弹性调整缓冲区的时间长短

基本上，缓冲区的时间约为一小时，但是对那些在晚上很难保持清醒的人而言，一小时可能太长了，对早起者（睡得早、起得早的人）来说也会特别困难。如果你在晚上很容易打瞌睡，就将缓冲区缩短成 30 分钟。

相反地，某些时候或有些人则需要时间较长的缓冲区。例如，你白天异乎寻常地忙，压力也很大；或是晚上做了些让自己很兴奋或不舒服的事。这时，一个小时可能不足以让你从当天的亢奋中抽离。夜猫子类型的人在深夜比较容易警觉，因此需要为时较长的缓冲区，同时必须特别注意在此期间所从事的活动类型。一般而言，如果你发觉在一个小时的放松之后，仍然无法摆脱白天事务对你的影响，就该考虑延长缓冲区的时间。

不过，一个小时通常已是绰绰有余。如果你从下班回到家后就开始进入缓冲区，或是避免在晚上做些像聊天、做家务或是休闲娱乐一类的活动，仅仅是因为你担心会干扰睡眠，这样做就又太矫枉过正了。

如此一来，你的生活可能会变成只有工作与睡眠，更准确地说，只有"睡"与"不睡"。以这种方式生活不但对睡眠无益，而且会提高你罹患抑郁症的可能性。做些能让你从白天的活动中缓和放松的事，这跟避免按正常步调生活有很大的差别。前者能帮助睡眠，后者则代表你已经完全被睡眠问题困住，反而会导致反效果。

睡前做这些事，提升助眠力

我们建议你将适合在缓冲区做的事情列一张清单，然后再从中挑选适合的来做。以下是一些可以参考的例子。不过要记住的是，适合别人在缓冲区做的活动，不见得适合你，因为每个人喜欢做的事与生活方式都各不相同。

例如，许多人喜欢独处，但独处的时候有些人喜欢将头脑放空打发时间，还有一些人会想利用玩游戏来破纪录或夺高分。独处对于前者而言，可以让他们静下心来，也是适合在缓冲时段做的活动；不过对于后者，反而会让他们产生高度的警觉性。

- **读书**
- 听音乐或听播客
- **看电视**
- 沐浴、泡澡、桑拿
- **做瑜伽或打太极拳**
- 看杂志，或是有图画或照片的书
- **玩乐器**
- 绘画或涂色
- **看体育节目**
- 雕刻

- 玩台球或其他游戏

- 编织

- 观星

- 冥想

再忙，也要给自己时间静一静

如果你无法建立缓冲区的原因，是因为你忙着应付周遭每一个人的需求，得一直到你上床的那一刻才能停歇，这正是你该评估是否要把自己排在第一顺位的时候了。你可能是超级老妈或超级老爸、超级朋友、超级妻子或超级先生、超级员工、超级老板，但是如果你无视自身的需求，终将成为自己的大敌。

你可能认为自己不需要休闲或休息，但这些都是人类的基本需求，漠视这些需求所付出的最基本代价就是睡眠不佳，同时健康也会受到负面影响。如果你不好好照顾自己，又如何能照顾好别人呢？

下面这些策略，能帮助你开始将自己的健康与对自身的关爱列为优先顺位。

- 想想目前那些仰赖你的人的需求，再想想你自己的需求。你的要求是否比较少？如果是的话，为什么？为什么你的需求跟别人不一样？为什么只有你是例外？在你的需求清单中缺少什么？将你的需求加入清单中，同时每个晚上都要抽出时间来舒压与放松。

• 认识到如果你先照顾好自己，就更能照顾好那些需要你的人。

• 提醒自己，每个人每天都需要休息。

• 这个星期对于别人提出的要求，至少要说一次"不"。

• 对那些向你索求无度的人设限。

• 让别人知道你正在改变你的生活，除了紧急事件外，每天晚上从＿＿＿点开始你将没有空。

此外，也可能是工作让你无法创建缓冲区，那么你就该检讨了，工作是否正对你造成潜在伤害。工作与生活的不平衡，可能是导致你睡眠问题的潜在因素。

问问自己，你因沉溺于工作而舍弃了生命中其他的东西吗？有些人工作的方式就好像他们对工作上了瘾一样。你确信自己要比其他人都更努力工作吗？你是不是永远都最早到公司，最晚离开？有人曾说你是个工作狂或是完美主义者吗？你觉得自己对工作上瘾了吗？工作、身份与你的自尊过度联结，使你花费过多时间在工作上吗？不工作的时候你会觉得自己是个很糟的人吗？你认为只要不是工作的活动都是浪费时间吗？你认为当没事可做的所有时间都应该被有目标、有效用的工作填补吗？你认为从事休闲或休息活动是毫无意义的吗？

如果以上你的答案都是肯定的话，建议你可以尝试下列这些事：

- 自问为什么自己不需要休息与放松，质疑你的习惯性思维。其实所有人都需要休息与享乐。

- 设想如果因故无法去上班，你的工作会发生什么事？公司是否会因此倒闭，还是你不在时公司会想办法找人做你的工作？挑战你高估自己在工作中的重要性的思维定式。而且提醒自己，懂得适时休假与充电的人，通常在工作中更有生产力。

- 在生活中安排适当的休闲娱乐，减少工作的时间。例如，如果你现在每天工作都超过 8 小时，这个星期就提早一点下班，将多出来的时间花在会让你愉快的事情上。

- 这个星期就缩减你的行程计划，只做最重要的事。

- 改变你的价值观。提升快乐对你的重要性，并降低成就产生的价值感。

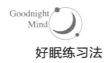

好眠练习法

你跟所有的人一样，都需要休息与放松的时间。本章解释如何建立缓冲区，通过将当天的活动与烦恼抛在脑后，可以从"心"开始为睡眠做好准备。

要建立缓冲区很容易：在准备上床前的一小时，只做那些可以让你放松并乐在其中的事情，让你开始从"活动的我"中抽离出来。将这段时间留给自己，而且在一天将尽时便放下工作或个人责任，会让你睡得更好，从而使得你在第二天能处于最佳状态。

缓冲区不但不是浪费时间，而且能帮助你在重新"开机"时更有生产力。

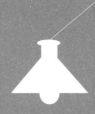

第六章

学会放松技巧，天天都熟睡

Goodnight
Mind

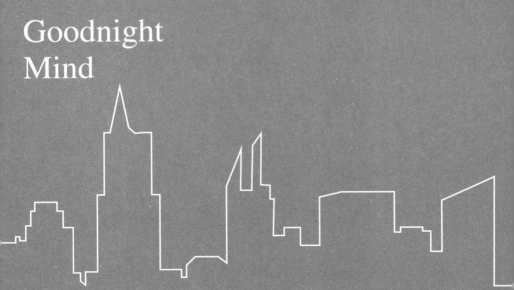

前一章提供了帮助你放松的方法，让你能将一天兴奋与紧张的情绪抛在脑后。虽然空出时间放松是很重要的，但有时这些时间还不足以让你获得足够的休息，这时你可能需要一种更刻意的方法，也就是做积极的放松练习。

如果你发现自己会紧张或焦虑，放松练习可能正是问题的解决之道。这样的练习对大部分有睡眠问题的人都有助益。若能将放松练习与本书里其他的方法结合运用，你的睡眠品质将能获得更彻底的改善。

越练习就会越放松

你会在夜晚的时候特别紧张或焦虑吗？你会因为自己没法放松而沮丧吗？难以放松跟难以入睡同样都会让人焦虑。或许你已经试过各种能让人放松的助眠法，但是因为自己无法做到反而更焦虑。即使之前进行的放松练习无法奏效，但这并不代表放松练习对你完全没有帮助。你要遵循以下的原则，这是迈向成功的关键。

放松的能力是一种技巧，同时也像其他技巧一样，都需要练习。就像是弹钢琴，你不可能在上完一堂课后就变成钢琴大师。同样地，你也不能指望在练习放松后的头几个晚上就睡得非常好。你是在通过反复训练身体并习得一种技巧，如果有不切实际的预期，将会导致你提早放弃。

知名的压力管理专家乔·卡巴金（Jon Kabat-Zinn）博士在他的《正念疗愈力》①（*Full Catastrophe Living*）一书中指出，任何的练习，包括放松练习，就像是制作一顶"降落伞"，你绝不会在降落伞已经下降时才开始制作。也就是说，你必须事先就学会并练习放松的方法。当你焦虑时，只要"拉动'放松'降落伞的伞绳"，就可以放松。如果你能连续几个星期每天都练习放松法，你将会对成果大感惊讶。

或许你会担心身体无法放松，但这正是你需要练习的原因。即使你认为自己无法做到，但如果你仔细注意，就会发现原先肌肉紧绷的感觉逐渐出现微妙的改变。其实你身体的

---

① 这里使用的是该书的中文繁体版译名。——译者注

放松系统并没有"故障"，只是需要稍作调整。调整过程就从观察肌肉刻意收紧及那种紧绷被释放后，两种感觉间的差异开始。

通过专注观察在这两种相反状态下出现的差别，你会发现自己其实是能放松的，至少能达到某种程度的放松。通过持续不断的练习，你会越来越得心应手，而且你对"放松"的感觉也会强化。

为身体的焦虑踩刹车

有许多种放松法可以克服睡眠问题，但并没有某一种方法能适用于任何人。你可以用好奇、开放的心态，自由地探索各种不同的放松法，看哪一种最适合你（本章稍后会介绍多种放松法）。并且，不要期望太高，因为在一开始的时候，主要是多练习，而非要一蹴而就达到放松状态。

通常人们会在床上练习放松，而且希望它能跟安眠药一样有效，但这是不太可能的，因而会使人沮丧灰心。要在床上行得通，需要持续练习与培养专注力。我们建议你先在床铺以外的地方进行，当你发现在白天的练习中已经能够转换到放松的状态时，就表示你已经准备好在床上开始练习。

没有人喜欢焦虑，但是没有它你也会活不下去。在紧急情况下，焦虑会让你注意力立即集中，帮助你逃离危急处境，或是调用更多的资源使身体能处理这次危机。

人体有互补的两套系统，能控制身体的启动或关闭，也控制放松与紧张。你可以将这种系统想成是汽车的刹车与油门。开车时，你需要交互踩油门与刹车。在你的身体里，"油门"是交感神经系统（sympathetic nervous system），"刹车"就是副交感神经系统（parasympathetic nervous system）。

当你需要紧急（如突发事件中）行动时，交感神经系统就会变得活跃，心跳也会加快，你开始呼吸得更快，更多的血液流向你的大块肌肉（如：手臂与腿部），同时消化之类的生理功能也会暂时停止，这就像是你在猛踩油门一样。

这套身体系统在你需要的时候会帮助你逃离或者直面某种威胁，例如当你碰到闯入家中的小偷时。即使你感受到的危险不是一种真实或立即的紧急事件，这个系统仍然会维持活跃的状态。例如，如果你对某些事情感到焦虑，即使这事儿可能永远不会发生或连续几天都没有发生，这个系统仍然会维持活跃，而让你产生警觉、紧张、焦虑等感受。

当然，当你感受到危险时却继续睡觉是不明智的。因为交感神经系统无论对真正或想象的危险都会做出反应，而这种过度反应所产生的感觉对睡眠并不利。

当你的交感神经系统过度活跃时你肯定是睡不着的，这时，首先你需要副交感神经系统来为身体的焦虑踩刹车。当副交感神经系统启动以后，你的心跳会变慢，血流速度会恢复正常，消化之类的重要身体功能也会恢复运作。副交感神经系统负责的是休息与恢复。

如果你学会让身心按照自己的意愿踩刹车，躺床时就如同拥有一种强而有力的工具，不会再有焦躁不安的心情。

每天只要 20 分钟就 OK

要让行为持续改变，最简单的方式就是先拟订计划，让这个计划变成习惯，习惯就会成自然。比如当你知道慢性紧张可能是你失眠的根本原因后，就在未来数周里，将放松练习当成你最优先要做的事。

每天至少抽出 20 分钟来做这项练习，并且在几周后，持续检视自己是否真的能够持之以恒。也想想看，在你做不到或没有做练习的那几天里，是什么事情妨碍了你？不要自责为什么没有进行放松练习；重要的是，要找出你无法放松的原因，以及思索该如何进行调整。

之所以无法养成放松的习惯，通常是因为没有时间练习。如果你一天当中抽不出 20 分钟来关爱自己的健康，很可能是你的行程排得太多太满，而且这可能就是你晚上紧张与心烦的根源。

尽量挪出空当，安排出你不会被打扰的时间。将电子产品搁在一旁，将手机调成静音。如果你有小孩，安排保姆照顾或者等孩子睡觉后进行这一练习。告诉你的配偶、朋友或室友，你正在实施一项放松的计划，希望每天晚上能有些安静的时间。在未来一个月就做这些改变，然后你会看到放松练习带来的好处。

能深层放松的好方法

如我们先前提到的，没有一种对所有人绝对适用的放松法，因此你可以多尝试使用几种不同的方法，然后看看哪一种最适合你自己。你可以列下一系列放松的方式，在未来几周内都尝试看看。

下面列举几种经实践证明有效的方法，但是要记住还有许多其他的选择。此外，也可阅读一些其他的自助式舒压放松书籍，例如由玛莎 · 戴维斯（Martha Davis）、伊丽莎白 · 罗宾斯 · 艾舍尔曼（Elizabeth Robbins Eshelman）和马修 · 麦凯（Matthew McKay）所著的《放松与减压手册》（*The Relaxation and Stress Reduction Workbook*，New Harbinger, 2008），这本书的内容都是关于放松的方法。

方法 1：渐进式肌肉放松法

渐进式肌肉放松法（progressive muscle relaxation，以下简

称 PMR），是一种非常普遍的放松技巧。这种方法将教你感觉身体各部位的肌肉先紧绷与后放松之间的差别，从而体会到何谓肌肉放松。

下面的指示将带领你做完整个练习。因为 PMR 有意设计成需要在闭眼的情况下完成，因此如果你想有录音引导你进行，可以先将下面的步骤文字录音后，在进行练习时播放。针对身体每个部位的肌肉群慢慢花时间进行练习，并在不同的肌肉群之间暂停 15 秒以上。本书作者科琳·卡尼在瑞尔森大学（Ryerson University）的网页（ryerson.ca/~ccarney/）上有这个练习的录音，你也可以使用。市面上也有很多引导你练习 PMR 的 CD。

就像任何放松练习一样，你在开始的时候先找一个让你很舒服的位置，坐着或躺下来都可以。先深吸一口气，憋住气一会儿，然后再慢慢吐气。从"心"开始进行准备这项只专注于当下、专注于身体的练习，并学习体验肌肉先紧绷后放松的感觉。

腿部肌肉的放松练习

将注意力放在右脚上。在向下弯曲脚趾的同时，将脚内绷，绷紧脚部的肌肉。

脚部保持紧张，体会整个脚部紧绷后的感觉，然后坚持 10 秒钟。

缓和拉紧的动作并放松脚部，将全部的注意力放在这种紧绷释放后的感觉，并注意这与在脚部肌肉紧绷时的感觉有何不同。让脚彻底放松。你可能会感觉到脚有种温暖或麻刺感。

从紧绷中释放后，花 15 秒钟持续专注在这种不同的感觉上。

注意，你不需要完全放松才能察觉到这种区别。你在一开始的时候可能觉得肌肉仍然有点儿紧张，这是正常的。**PMR** 是教你感知性地学习到这两种感觉的差别。

经过 15 秒之后，换到左脚进行同样的程序。（如果你是用录音的方式进行练习，只要将上述的"右"字换成"左"字，重复再录一段即可。）

在完成紧绷与放松双脚的动作后，暂停 15 秒，然后再移到另一组肌肉群练习。

将注意力放在右小腿肚或腿部下方的肌肉上。将脚趾向头部方向外翻使肌肉紧绷，注意将小腿肚拉紧时你有什么感觉。

维持肌肉紧绷状态并专注这些部位 10 秒钟，然后再放松小腿肚，将意识集中去体会这种放松的感觉与肌肉紧绷时有何不同。

专注于放松后的感觉 15 秒后，再换左小腿重复这些步骤。（如果你是用录音的方式进行练习，只要将上述的"右"字换成"左"字，重复再录一段即可。）

先暂停 15 秒钟或者更长的时间，当你准备好之后，再将注意力放在右大腿上。在伸直大腿使肌肉紧绷的同时，试图让小腿弯曲，但实际上不要让腿部移动。专注在大腿与小腿这两个部位的肌肉相对抗的动作上。

注意：如果在练习中痉挛或者抽筋，这说明你过于用力了，你只需要稍微使肌肉有紧绷感就行了。

将注意力放在紧绷的大腿肌肉上，然后坚持 10 秒钟。放松紧绷的大腿肌肉，并且专注于放松的感觉。当充分放松后，暂停约 15 秒钟。

接着左大腿重复上述步骤的动作。

臀部肌肉的放松练习

完成腿部肌肉的放松练习后，将注意力转移到臀部。

收紧臀部肌肉，并专注在这种紧绷的感觉上，如果可以的话，至少维持紧绷动作 10 秒钟。

放松收紧的臀部肌肉，注意体会紧绷与放松之间的不同感觉，将注意力维持在这一区域至少 15 秒钟。

腹部肌肉的放松练习

接着练习腹部。通过吸气让腹部鼓得尽可能地硬，最大程度绷紧腹部，并专注于这种紧绷感，试着维持紧绷状态至少 10 秒钟。

现在，放松腹部肌肉，并关注气从腹部吐出和腹部肌肉的放松过程，这个过程中注意腹部收紧与放松感觉有何不同。持续专注在腹部的感觉上约 15 秒钟。

上半身肌肉的放松练习

接着，将注意力放在上半身的肌肉上。通过吸气并同时抬高肩胛骨的方式，可以拉紧上半身的肌肉。不需要太用力。关注上背部与肩膀被拉紧的感觉，坚持 10 秒钟。

吐气并放松这些肌肉。释放掉所有的紧张，注意有什么不同的感觉。再持续关注这些部位 15 秒钟。

手臂肌肉的放松练习

接着，把注意力集中在右上臂。

朝眼眉方向弯曲手臂，然后将手沿着肩膀方向举高，拉紧你的二头肌，并且留心这个部位拉紧的感觉。并维持这种紧绷的状态至少 10 秒钟。

接着松开紧绷的动作，并且注意紧绷与放松之间的感觉有何不同。持续放松你的二头肌，并专注在这种放松的感觉上至少 15 秒钟。

将注意力沿着手臂往下移动至手与手腕的肌肉。通过紧握拳头可以拉紧这个部位的肌肉。将注意力放在这些肌肉收紧的感觉上。

10 秒钟后，张开你的手，放松手与手腕的肌肉，让手指轻松地伸展，并注意手与手腕的感觉，体会紧绷与放松之间有什么不同。持续地放松手和手腕并体会这种放松感 15 秒钟。

注意：在练习时，如果你感到疼痛或抽筋时，就减轻拉紧的动作。

然后，用左手重复上一段的练习。

颈部肌肉的放松练习

在完成双手和手臂肌肉的放松练习后，你可以将练习上移至颈部。

将下巴朝胸部的方向下压，但是不要碰到胸部。维持这种紧绷的状态约 10 秒钟，然后将所有的注意力集中到你颈部的这种紧绷感上。

现在，放松颈部的肌肉，并专注于这种放松的感觉。如果你是躺着的，让颈部自然轻柔地沉向地板方向，这样可以释放你颈部的紧绷感。注意放松与紧绷之间不同的感觉，并专注于放松的颈部肌肉约 15 秒钟。

脸部肌肉的放松练习

现在，将注意力转移到脸部下方的肌肉。通过咬紧牙齿并将嘴角向外拉，就能拉紧这些肌肉。维持这样的紧绷状态至少 10 秒钟，注意真正拉紧这些肌肉有什么感觉。

放松脸部的肌肉，同时让嘴角恢复自然状态，注意紧绷与放松之间的差别。持续关注脸部下方放松的肌肉 15 秒钟。你的脸是否完全放松并不重要，重要的是注意紧绷与放松之间的差别，同时要专注于放松的感觉。经过一段时间与练习，你的放松能力将会加强。

将你的注意力转移到脸部中间的肌肉。使这部分肌肉紧绷的方法是两眼尽可能朝中间看（缩小眼间距），同时皱起鼻子。

现在，收紧这些肌肉，专注于紧绷的感觉，并持续10秒钟。然后放松脸上的肌肉。注意放松时的感觉，同时，让眼部肌肉变得柔软并回到正常位置，让鼻子的两个鼻翼柔软，也回到放松状态。持续让肌肉放松至少15秒钟。

最后，专注于脸部上方的肌肉。尽可能高地扬起眉毛，就可以使这部分的肌肉紧绷。接着拉紧这些肌肉，感受脸部上方的紧绷状态，同时专注于这种感觉约10秒钟。

接着放松你的上脸部，让眉毛回落，感受这个部位紧张感的消失。持续维持这种放松状态约15秒钟，并注意这跟之前的紧绷状态有何差别。

当你精通此项练习之后，只要意识到身体有任何紧绷的地方，就能利用上述的方法缓解紧张的感觉。

方法 2：引导想象法

当令人不舒服的影像浮现心中，随之而来的则是心跳加速之类的恐惧感，例如，当你从被开除的睡梦场景中突然惊醒时，会呼吸急促，心跳指数破表。你可能就会感到焦虑。

许多人发觉专注于一些内心景象，对于减缓负面情绪可能很有用，这些景象能减轻焦虑，甚至让人完全平心静气，达到放松以及祥和宁静的状态。虽然这需要一点儿练习，但这种练习对于让自己到达宁适的状态会很有帮助。就像大多数的放松练习一样，你只要每天空出 20 分钟来进行。

引导想象法是想象一个让人愉快、宁静的画面。以下是以海滩景象为主题的想象练习。你可以想象任何一种对你特别有催眠作用的景象。不必局限于你曾经去过的地方，任意想象一个你从未造访之处，或是凭空想象出来一个地方也可以。

你甚至也可以让自己沉浸在奇想的景象里，像是飘浮在天空中。如果你要创造自己想象的景象，尽可能栩栩如生地进行描述，同时将你的五感知觉都包含在叙述内。描述你所感受到的视觉、听觉、嗅觉、触觉，甚至味觉。

我们建议，不论是你在描述想象的景象时，或是朗读下列文字描述的景象时，都全程录音，这样你在练习时能闭眼专心聆听。大多数人都认为闭上眼睛会更容易专注于心中想象的景象。

海滩想象法

躺下来，或是调整至任何你觉得舒适的姿势。做一次深呼吸后开始练习。

将呼吸放慢，闭上眼睛，这样能帮助你专注于放慢的呼吸，并将注意力放在当下。

感受全身。将意识带到身体任何一个现在你觉得紧绷的部位。深呼吸后，想象呼吸流入你感到紧绷的部位里。

当你放慢呼吸时，你听到远处海鸥的叫声。你用内心之眼环顾四周，发现自己正站在一片美丽的白色沙滩上，你从未见过这么美的沙滩。温暖阳光洒在你的脸上，花点儿时间感受这种温暖。你有什么感觉？你听到了什么？你在沙滩上闻到了什么？

微风轻轻地拂过你的头发。你在咸咸的海风中深深吸一口气，然后闭上眼睛。明媚的阳光仿佛透过了你的眼睑。仔细感受脚下温暖的沙子。往下看见你的脚踩在沙子里。专注于当下的感受。

当你准备好以后，慢慢地往前走，专注于脚底深深陷入沙子里以及砂粒填满你脚趾间缝隙所带来的感受。感受当你蜷曲脚趾，以及另一只脚踩进沙子里的感觉。

回头看你所留下的脚印。听海浪轻轻拍打的声音。海浪有韵律地持续拍打，就像是在催眠一样，每一次海浪袭来都让你感到越来越放松。

花点时间专注在海浪的声音与景象上，以及每一次浪花如何让你觉得越来越放松。

想象你坐在沙滩上。看着海浪一会儿。感受椅子正深陷在柔软的沙子里，成为一个舒服无比的座位。

海水十分清澈，海浪的顶端堆积着白色泡沫。你看到小鱼在海水中游泳。太阳已经低垂在天空里，美丽的天空中映照着橘色、金色、黄色、粉红色等其他颜色的光线。

你再次感受到脸上与手臂上的温暖。如果你身体有任何紧张的部位，专注于紧张部位上的温暖感觉，同时让温暖的空气吹进那个部位。你现在处于宁静与安详的状态。你想在这个景象里待多久就待多久。

方法 3：腹式呼吸

接着，观察你的呼吸。当你安静时，呼吸是深沉而缓慢的，而且常常是腹式呼吸。当你感到焦虑或者紧张时，呼吸会变得急促而短浅，而且是胸式呼吸。

腹式呼吸也称为横膈膜呼吸，能帮你进入一种较深沉的放松状态。这需要一些练习，但是对于整个身心的放松非常有效。

在开始的时候，先找个舒适的姿势，如果你是舒服地坐着，调整你的座位以找到一个更舒服的姿势，但要设法让背部挺直。如果你是躺着的，移动你的身体直到你找到舒服的位置为止。

将一只手放在胸部，另一只手放在腹部，并调整到感觉舒适为止。

接着，通过鼻子让气直下腹部。你在腹部上的手应该随之会上升而胸部上面的手几乎不动。这听起来可能有点儿奇怪，你可能需要几次的呼吸，以协调你的吸气让腹部充满空气同时上升。

当你开始呼气时用嘴巴吐气，缩紧腹部肌肉，尽可能吐出最多的气。此时放在腹部上的手应该会下降，但另一只手则不太会动。像这样，持续进行鼻子吸气与嘴巴呼气的动作，尽量吸进和吐出足够的空气，让小腹上升与下降。当你在吐气时缓慢地计数。

你也许会发现当你能做到吸气时数到 3，屏住呼吸时数到 3，然后吐气时也数到 3 的时候，整个人最为放松。这么做会放慢你的呼吸，而且当呼吸变慢后，身体的其他部位也会感到更放松。你可以喜欢做多久就做多久。每天抽出 20 分钟左右的时间来，持续地练习。到最后，你将能感知你的身体，随时觉知到你呼吸变得急促短浅的时刻，并马上就能通过放慢呼吸来调整，从而进入放松的状态。不过，这需要经过大量的练习。

方法 4：瑜伽

练习瑜伽有非常多的益处，例如提高身体的柔韧性、缓解疼痛、增强耐力与健身，当然还有放松身心。瑜伽分为许多不同的类型，包括用来强身健体与增强体力的练习。两种比较常见的用来放松的瑜伽练习是：萨特亚南达瑜伽（Satyananda yoga）和哈他瑜伽（Hatha yoga）。如果你上课的地方有同一位老师教授好几种瑜伽课，可以请那位老师推荐最适合放松练习的课程给你。如果你更愿意看 DVD 或者尝试其他自我引导式的瑜伽课程，在做选择时，请确认内容有针对"放松"的专门练习。

瑜伽结合了上述的呼吸、肌肉放松、想象引导等方法，对你会是一种很好的放松练习。同样地，你也要每天固定空出一小段时间练习，而且在最初的几周不要抱有太高的期望。如果你太执着于能够立竿见影地达到深层的放松效果，你可能很快就会产生挫败感，而且在练习奏效前就放弃努力了。

方法 5：其他的放松练习

可供放松的选择不胜枚举，享受尝试所有你可以用来放松的方法，包括：

- 太极
- 能放松的声音或音乐 CD
- 按摩
- 圣歌 [例如，"欧姆"（ohm）]
- 冥想
- 热水澡

好眠练习法

在这一章里，你知道了你能通过学习让身体放松、缓解肌肉紧绷的方法来处理心烦所带来的问题。当你的交感神经系统因为侦察到危险而启动，也就是身体处于"踩油门"时，会让你产生心跳加快、呼吸加速等反应，从而难以入睡。通过练习放松的技巧，能降低你的紧张与焦虑，就像是为身体"踩刹车"。

　　我们在这一章也介绍了渐进式的肌肉放松方法、腹式呼吸、想象引导、瑜伽，当然也还有一些其他你能使用的方法。你可以选择一项或者多项最适合你的技巧，并尽量每天抽空练习。如果你报以合理期待的心态，就会发现用不了多久你就更加容易入睡。

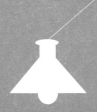

第七章

打造好眠体质的心灵整理术

Goodnight
Mind

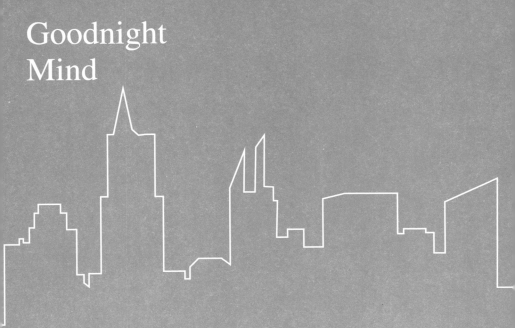

也许你读这本书是为了帮助自己摆脱躺在床上心烦意乱的受挫体验。希望你通过前面几章的学习，已经明白很多种因素都可能会导致睡前烦恼，也了解了如何能使睡眠系统顺利运作，从而减少睡前烦恼。在这一章里，你将看到不把烦恼带上床的策略，让烦恼能在睡前停下来。

把烦恼出清

你现在是不是过着忙碌的生活？每一天你都忙得不可开交，以至于唯一能有机会让你静下心来思考人生的时间只有在你上床之后？因为床上寂静又漆黑，会使你心无旁骛。

当在半梦半醒之间，你并非处于解决问题的最佳状态，甚至更容易想象不太可能发生的灾难，烦恼一些你几乎无法控制的事情。那该怎么办呢？解决之道，就是每晚在稍早的时候抽出一点儿空当，来思考你烦恼的问题，让上床后的时间不再是你思考当天所有事情的唯一时刻。

给自己一段"专心烦恼"的时间

在晚上稍早时空出 20~30 分钟没人打扰的时间，将一张白纸（或电子文档）的正中间画一条垂直线，在左边最上面的位置写上"烦恼或关切"，右边最上面的位置上写"下一步"或"解决方法"。

什么会是你通常在晚上会烦恼的事情？或许现在你就有一些烦心事，或记挂着还没有解决的问题，这些你都可以在"烦恼或关切"的地方写下来。一旦你记下来烦恼的事，再为每一个问题想出几种解决方案，然后专心思考你下一步能采取的最佳应对方法。

例如，如果你烦恼的是张即将到期却不确定是否已付过的账单，最后的解决方法就是若还没付就把它付掉。不过，在解决问题前还有一些你应该写下的步骤。比如你必须检查一下电脑记录，或通过其他方式看这笔账单是否已经付清。虽然这只是迈向支付账单的一小步，却会使整个过程更容易在掌控中。

通常大多数烦恼的人，也能够想出解决问题的方法，然而，如果问题太大，则会使他们无法充分落实解决之道。将解决方法或目标拆解成较小的一些步骤，可以提高你前进的可能性。完成第一个小步骤，就能激发你前往下一个步骤的动力，从而帮助你达成目标。如果有好几个尚未达成的目标，你往往容易觉得焦虑、受挫，甚至沮丧。尝试将问题拆解，分成数个步骤解决，压力就不会那么大。

你可以选择一天只烦恼一件事，或利用在烦恼的时间做一张"待办事项"清单以解决小烦恼，花些时间处理掉任何可能出现的问题。

有些问题可能没有立即的解决之道，或是你完全无法掌控。如果是前者，先思考可能的解决方法，然后根据不同的情况拟订计划，这样就不太会让你感到束手无策。不过如果情况是后者，提出具有建设性的解决方案则不切实际。在这种情况下，就将烦恼写下来，并且接受这是你无法掌控的问题，就会有所帮助。

例如你正在找工作，你已经做好了想找哪种工作与面试的准备，也正在写简历，还完成了其他该做的准备工作，但你仍然烦恼是否能找到工作。这时，事情已经不是你所能控制得了的，你能做的是专心照顾好自己，使自己能够持续拥有足够的精力与乐观态度，直到找到工作为止。有时候告诉自己事情将会很顺利，可能是解决烦恼最好的下一步。如果你还是持续为找工作的事烦心，就在纸上随意写下一些想法。

当你的烦恼时段结束时，将这张纸对折后放在一旁，并明确告诉自己目前你已经竭尽所能完成该做的事了。如果烦恼影响到了你夜晚的作息，就再次提醒自己，你已经全力解决问题，接下来你也无法再做任何有所助益的事了，睡觉的时间到了。

上床前写烦恼笔记

有些人发现，虽然他们在晚上早些时候已经解决完问题，但是睡觉时仍会烦恼。这时，在睡前写下一些东西，能有助于你放下这些烦心事从而更易入睡。这种方法是让你将头脑中对某些事情的想法组织起来并加以处理，然后放下。

如同先前所说的，为了达成这一目标要空出 20~30 分钟的时间。写下你心中的想法、关切或其他念头。要尽可能诚实，针对让你烦恼的事情做最深入的剖析与探讨。有些人发现如果他们写完想法后就将纸撕掉的话，会更加毫无隐瞒地写出更多的细节，也更能挖掘到问题的各个层面。

不要自我设限，或者告诉自己这种想法"太傻"而不愿意写出来。一旦你仔细思考过整件事，就将你写过的纸丢在一旁。如果你想的话，也可以撕掉。

以上步骤你可以在上床前或上床后的任何感觉烦心的时候完成。

把床上的烦恼丢一旁

躺在床上却止不住大脑的思绪，这是一种恼人的习惯，而且可能会持续整晚。以下是一些让你在睡觉时能减少烦恼的秘诀。

烦恼时离开床

可能有几个原因会让你在床上心思紊乱：或许就寝时间意味着这是你首次有机会处理当天的事情，因为白天你没有想它，或是太忙了顾不上；也或许床铺已经变成你夜夜挣扎的地方，使得你一接近床就感到警觉、焦虑。在这种心理状态下，你很可能就会开始想一些烦心事。

不论是什么原因，要打破这种习惯最有效的方法之一，是一旦你开始烦恼就立即下床。这个方法在第四章里有详细的描述。不过，我们将在此回顾在床上会焦虑烦恼的基本原理。

如果你的床已经变成联结烦恼、解决问题、列待办事项，以及反思白天的错误等事情的地方，你必须避免将床铺与这些思维坏习惯画上等号。要做到这一点，就是起床到别的房间去，直到这些烦人的心理活动消失为止。

在你一开始这样做的时候，晚上可能会有很多时间无法待在床上，甚至会睡得更少，但这将只是短期的副作用，也是你为长远性地解决失眠问题所付出的一点儿小小代价。由无法睡着而起床造成的睡眠剥夺，将提升你的睡眠驱动力，增强睡意；而且如果你坚持下去，很快你就会开始睡得更好。你会将床变成与睡眠联结在一起，而不是烦恼的地方，睡眠品质也能得到改善。

不断想着"我要清醒"的矛盾意象法

纷扰的思绪与紧绷的身体会让你很难在睡觉时得到充分的休息。你可能会尝试强迫自己不要焦虑，也就是用自己的意志力试图停止烦恼。

我们建议你可以做这样的练习：当你读完下面的这一段文字以后，闭上眼睛，然后尝试不要想着香蕉船冰激凌。不要想着冰凉的冰激凌。不要想象香蕉的味道。不要想象巧克力酱从上面流下来的模样。不要想象当你咬破马拉斯奇诺樱桃喷出来的甜果汁。而且不要想，我不要想香蕉船冰激凌。毕竟想象没有香蕉船冰激凌这件事也会让你想到香蕉船冰激凌。

现在，你明白了吧。这种练习是找替代的东西来"阻止"你产生你不想要的想法。我们接下来会介绍几种方式，在后面的章节里也会讨论类似这类练习的神奇力量。

首先，我们介绍利用一些事情来强迫占据你头脑的方法。

有没有人告诉过你用数羊的方式能够帮助睡眠？现在，进行下面这个实验。

坐得舒服点儿，然后闭上眼睛。想象一下旷野中有一面篱笆，这面篱笆看上去是什么样子？是什么颜色的篱笆？有多高？是不是木造的？你心中的篱笆是否一望无际地延伸下去？还是只有一小段或两小段的篱笆？

一旦你有了明确的篱笆形象，想象有一只绵羊接近了篱笆，而且毫不费力并缓慢地跳过篱笆。当这只绵羊的前排牙齿接触到篱笆另一边的草地时，第二只绵羊也用相同的高度与速度跳过篱笆。当第二只绵羊的腿触及篱笆的另一边草地时，第三只绵羊也开始跳。专心看着第四只绵羊跳，然后第五只绵羊，然后第六只绵羊。所有的绵羊都用相同的方式、速度、高度、角度跳过篱笆。接着是第七只绵羊，然后第八只绵羊，然后第九只绵羊，然后第十只绵羊。

你注意到了什么？有些人觉得这种单调的视觉实验可以帮助放松，而且除了绵羊的画面外，你不会注意到别的东西。但有些人在做这项练习时，会因为无法专注而分心。或许你会觉得"这对失眠根本没用"或者"这太无聊了"等。

这个数绵羊的方法本意是要让你的心灵做一种练习，使内心之眼专心地看着某些东西，从而让你心无旁骛。不过，这项练习也告诉我们，如果练习的画面太无聊，你可能会被不相干的思绪吸引而分心。

因此，这里有一种方法：在你心里想象出一种足以与其他任何思绪相抗衡的视觉画面。或许绵羊跳过篱笆还不足以让你静下来，尤其是在漆黑、安静的卧室里。那么，有什么能比想象这个画面更好呢？下面是另一种运用丰富想象力的方法。

一般人都爱听故事。故事情节高低起伏，往往能引人入胜。不论是通过广播、书本、电视，还是其他任何方式来看故事或者听故事，都能打发时间或者娱乐消遣。但你可能想不到，在床上不需要用眼睛或者耳朵，也可以享受故事的乐趣。

今晚你上床以后，想象一个故事，其中有吸引人的角色或扣人心弦的情节。这个故事可以来自一本书、一部电影、一个电视节目、一场舞台剧，或纯粹是你的幻想。从任何你想展开的剧情结点往下延伸。

你可以幻想你最喜爱的一部电影或一本书结束以后发生了什么事。或许你想要有个不同的结局。如果你想象力够丰富，还可以为某个角色编造出全新的故事。唯一的原则是要避免想象会令你过于兴奋的故事，这样反而会使你睡不着觉。你需要的是一个比绵羊跳篱笆更有趣，但是又不会让你清醒一整夜的故事。

务必专注于你所想象的画面的细节，因为细节可以使画面更生动、更吸引人。例如：人们都穿些什么？他们在说什么？房间与摆设是什么模样？想想后来会发生什么事。全心全意享受你所创造的故事。

如果你觉得要想出一个故事很困难，你可以将想象力与自己的兴趣相结合。例如，想象你在布置房间，而且预算是无上限的；或者是你身处梦幻球场中，打了场精彩的高尔夫。只要不是刺激性太强，你所想象的画面都不受限。

挑战睡不着的忧虑

你的烦恼是否就是睡眠或失眠本身？如果是这样，现在你已经了解，担心睡不着正是造成你焦虑的原因。焦虑与挫折感会使你对于睡不着这件事更加烦恼从而产生恶性循环。想要根治这个问题，就是挑战"睡不着是个大灾难"的想法。

当你发现自己在半夜醒来时，会出现下面这些念头吗？

- 这太可怕了！

- 我受不了！

- 我得现在就睡着，否则我明天将会过得很糟糕。

想想下面这个看起来似乎很蠢的问题：睡不着这件事究竟会有什么坏处？你可以试着写下："晚上睡不着是个大灾难，因为……"然后列出你所能想到的所有原因，即使是那些你觉得很蠢的原因也无妨，因为没有任何人会看到你的答案。接着思考这些想法是不是影响了你的睡眠？这些想法会造成什么后果？回答你列表上的每一个问题。

假设有安妮与珍妮这么两个人，分别都在凌晨 2 点醒过来，而反应却不一样。安妮认为："天啊！凌晨 2 点了，如果我不在 20 分钟之内睡着，我一定会睡不够。"珍妮认为："哦，凌晨 2 点了，与其躺着睡不着，我还不如去看看电视好了。"你认为在接下来的 20 分钟里，谁会觉得比较愉快？要想睡得好，谁的压力会比较小？想要重新入睡时却顶着巨大压力，这样对睡眠有什么负面影响？

记住，如我们先前讨论过的，你对睡不着的反应会比睡不着本身更具伤害性。将睡不着看成大灾难是毫无帮助的，不但会让你在失眠的当下更难受，也会让你更加睡不着。

如果为睡不好所造成的后果烦恼，而让自己睡得更糟，该怎么办呢？一个方法是改变在半夜醒来这件事对你的意义。

当下次你半夜醒来时，尝试一下这个实验：回想过去在一个和你此时醒来同样的时刻——你是清醒的——但却很快乐的经历。或许是你与朋友出游，或许是你的孩子出生，也或许是你与心爱的人在一起。以这样的心情，完成以下的句子："当我半夜醒着时，我曾有过最美好的回忆是……"如果你没有这种经历，就发挥想象力想象出一个场景，你在夜晚醒着的时候身处其中，也会很愉快。不论是哪一种情况，都花点儿时间让你自己沉浸在美好的回忆或是想象中的情景里。

接下来，闭上眼睛，深深吸一口气，让这种发生在夜深人静时的快乐的回忆或情景在脑海中展开，就像是在你眼前播放一部电影一样。尽可能生动地回忆或想象，你身在何处？你跟谁在一起？这件事是什么时候发生的？当时你在做什么？当时你有什么感受？那么，此时此刻你的感觉如何？深呼吸并体会身体的感受。如果你在做这个练习的时候仍然觉知到了睡不着的焦虑，不要管它，继续沉浸在美好的回忆中。当你专注于这种回忆时，对于随之而来的快乐感觉要怀着开放的态度接受。

在半夜醒来不一定就得不快乐，一个晚上睡不好并不保证你第二天会睡得很糟。有时你晚上睡得很好，但是第二天却感觉神志不清；有时你没睡好，但是第二天却仍神清气爽。提醒你自己虽然半夜清醒可能不是很愉快，但是你想要避免进一步焦虑而增加这种负面感受。接下来的第八章和第九章里还有更多挑战睡不好与接受半夜醒过来的方法。

用专注力摒除杂念

烦恼与多虑通常都是让你失眠的一对凶手。多虑类似于烦恼，会让思绪在脑中打转而使你难以入睡。

烦恼通常与未来的事有关，例如，你担心因为睡眠问题而被开除。多虑通常与已经发生的事有关，例如，你对曾说过的话懊悔不已。表面看来，找出错处与出错的原因可能有助于防止未来再次犯错，但是烦恼与多虑都会让你感觉更糟，如果这两种情绪太频繁更可能会让情况变得难以控制。

我们已经讨论过处理烦恼的诸多方法，这些都能用在解决多虑的情况中。下面再介绍一种新的方法，就是保持对当下的专注力。这在后面的章节也会进一步阐述。

如果你发觉你自己会不断地回想当天最糟的情况，而且你也已经离开卧室，但是情况仍未好转，提醒你自己这种想法是没有帮助的。这时你必须像开车一样换挡，让自己关注当下。利用专注力可以全力对抗多虑，将注意力从过去的想法中转移。让思绪放空，专注于当下，然后看自己有什么感觉。

如何才能做到呢？首先，将注意力全部集中到呼吸上。专注于空气流进鼻子时的声音与感觉，空气温暖了鼻道，然后一路向下通往你的胸部。接着把注意力放在那些空气往上移动与呼出身体时的声音与感觉。如果你的注意力偏离了，不要批评自己，思绪飘荡是正常的。慢慢地将你的注意力再带回到你的呼吸上。你可以通过第十章介绍的方法进行这种练习。

好眠练习法

这一章教你在晚上抽出一点时间来处理你的烦恼，学会如何解决这些问题。如果在就寝时间你的烦恼还挥之不去，就先花点时间写下你的问题。如果你发现自己躺在床上还是继续担忧或者跟有待解决的问题持续纠缠，那么你干脆就起床，直到你停止烦恼再上床睡觉。经过一段时间的练习，你会发现自己纠结于烦恼的时间越来越少。

记住：

• 如果你的烦恼持续不断，可以用想象与景象来分散注意力，既要富有吸引力但又不至于让自己太清醒。

• 挑战"半夜醒来是个大灾难"的想法。

• 通过专注于当下，来对抗多虑与烦恼。

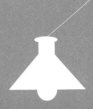

第八章

失眠不可怕，害怕失眠才可怕

Goodnight
Mind

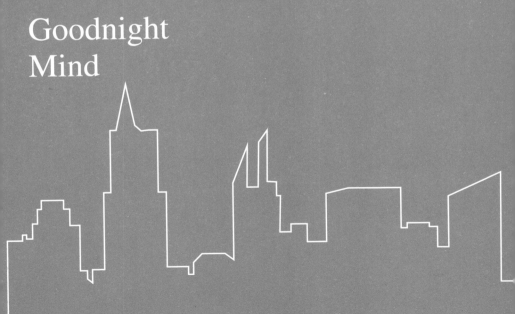

如果你长期受到失眠的折磨，那么也许你就会比好眠者花更多的时间思考睡眠问题。但满脑子被睡眠问题盘踞缠绕将使人心烦气躁，也会影响睡眠品质。本章将帮助你检视，是否是因为你对睡眠的想法，而使内心难以平静并导致睡眠问题，同时也将提供实用的方式，帮你管理这些没有益处的想法。

这样想，难怪睡不好

睡得好的人不太会想关于睡眠的事，但睡不好的人躺在床上心思就会飘到失眠与人生的诸多问题上。

睡得好的人认为，当他们上床睡觉的时候，心里没有特别要想的事，他们就是去睡觉。睡不好的人除了比睡得好的人思考更多与睡眠有关的问题外，对于睡眠的想法也与之大不相同。

你是不是经常会有下面的这些想法？

- 我今天晚上应该会睡得很糟。
- 我无法应付睡不好这件事。
- 如果我睡不着，我应该更努力尝试。
- 这世上没有仙丹妙药，所以一定没有东西能治疗我的失眠。
- 看着时钟会帮我较快入睡。
- 我的睡眠问题是我人生中其他大多数问题的源泉。
- 当我睡觉的时候，其他人应该轻手轻脚一些，因为一旦我被他们吵醒后，就很难再睡着。
- 我晚上在床上翻来覆去睡不着，已经干扰到与我同床或同房睡的人（即使对方从来没告诉过我）。
- 如果晚上睡不好，第二天我就会提不起劲，无法做任何事。

这些你自以为是的想法与信念会干扰你的睡眠力。你必须改变这些错误的观念，在床上的时候不再庸人自扰，才能改善睡眠品质。

睡不好，真的没什么大不了

如果你在半夜醒来，然后想："**哦，糟了，我睡不着。我没办法再睡了。明天将是很难熬的一天。**"你一旦这样想就会难过、焦虑、烦恼，而这些感觉当然会使你更难睡着。极有可能你会辗转反侧好一段时间。

但是，如果你在半夜醒来后以平常心面对，又会如何呢？例如，如果你以实事求是的方式这样想："**我现在似乎太亢奋而睡不着。强迫自己入睡是会有反效果的。我该去沙发上坐着看连续剧吗？**"在大多数的情况下，这样做会比你大喊"哦，糟了……"要好得多。如果你真正觉得睡不着也不是件什么严重的事，在看了一两集连续剧之后你就会自然开始想睡，这时再回到床上躺着，不必翻来覆去也能睡着。

你对睡眠的想法会影响你的感受，而你的感受会影响你的睡眠能力。你认为睡眠会决定你的生活品质，你的睡眠问题也会阻碍你好好享受人生。确实，在你一晚睡不好或睡不够之后，可能第二天一整天都无法呈现最佳状态。但是，睡不好这件事对你第二天良好感觉的影响程度，都取决于你对失眠的反应。

如果你以平常心面对睡不好这件事，在晚上你将能镇定自若。你可能不会睡得太多，但通过平静地回想快乐的经历，也能得到充分的休息，而且肯定比你在床上翻来覆去与失眠斗争休息得更多。在白天你会将失眠的困扰抛诸脑后，把注意力放在所做的事情上。虽然你必须调整一些做法，例如不要在想睡的时候开车，但是在多数的情况下，你并不需要改变日常计划。

此外，平常心面对失眠意味着你承受的压力会更小，从而让你在白天感觉不错，晚上也会睡得更好。下次当你有一晚睡不好时，不要惊慌失措，按你原订的计划继续生活与做事，然后看看结果如何。

消除睡眠的三大思维误区

有些失眠的人对睡眠持有一种不切实际或僵化的看法，许多普遍却错误的观念也会让人对睡眠产生误解。以下我们讨论的是，如何扭转错误的认知，让你能好好睡一觉。

误区一：我需要睡 8 小时或者更久

这是对睡眠不切实际的一种想法。因为对睡眠的需求因人而异，即使是同一个人的睡眠需求，也不可能是一成不变的。

例如，当人们正在谈一场浪漫的新恋爱时，他们的睡眠量会比平常少许多，但是他们日常的表现仍然很好；事实上由于生活充满兴奋，睡眠对他们来说简直是浪费时间。相较之下，当人们的情绪低落或忧虑时，他们通常就希望晚上能睡 8 个小时或更长的时间。不过，"希望睡更久"与"需要睡更多"是两回事。如果你坚信自己需要睡 8 小时才够，一旦你睡不到这么长时间，就会自认为没睡够而感到焦虑。

基本上，睡眠品质远比睡眠时长重要。你或许有过这种经验：曾经睡了 8 小时甚至更久，但是并未拥有理想的心情、精力与专注力；睡得很少但却意外地在白天活力十足。请阅读第三章以判断自己在床上该躺多久，将会有助于你得到最佳的睡眠品质，同时放弃"一定要睡够 8 小时"的思维误区。

误区二：我过去没有睡眠问题，现在也应该一样

在前段的讨论中提到，睡眠不是固定不变的，睡眠能力会随你的年龄改变，因此你应该与之同步地改变自己对睡眠的期望。如果你正值中年，但却坚信自己应该拥有年轻人的睡眠与精力，那么你会大失所望。因为，随着年纪渐长，能产生的深度睡眠会随之减少，在白天容易疲倦的时间也会增加，这些都是正常现象。

执着于保持与年龄不匹配的睡眠往往会让你产生睡不够的担忧。在烦恼的驱使下，你可能会尝试以一些会造成反效果的方式"修正"睡眠问题。在第二章和第三章里，我们已经介绍

过一些建设性的方法以提高睡眠品质，在第九章里我们将讨论如何使你在白天的精力更加充沛。

误区三：我应该头一沾枕头就睡着，而且要一觉睡到大天亮

花30分钟睡着或在半夜醒来30分钟，都属于正常的现象。在整个夜里，大脑短暂醒过来许多次也是正常的，只是大多数人并没有意识到这些清醒时刻或醒来后又迅速睡着的情况。

如果有人告诉你，他在半夜从未醒来过。其实，他应该更准确地说，他不知道他在半夜清醒过。而能在任何时间睡着或立即睡着，又或是半夜完全不会醒过来的人，很可能是因为他们极度缺少睡眠，或是患有睡眠疾病，例如睡眠呼吸暂停综合征（sleep apnea）。

对睡眠的这样一种错误期待，又会造成睡前烦恼。当时间分分秒秒过去而你还是睡不着，你会担心这又将是一个失眠的夜，而且这种烦恼将让你往失眠的洞里钻得更深。此外，也让你无法意识到自己其实曾经度过许多在30分钟内就睡着的"正常"夜晚，让你误以为自己是睡眠品质很糟的人。一旦你相信自己是劣质睡眠者，这可能会变成一种噩梦成真的预言。

不要自己吓自己

"我很紧张，我知道我永远没办法睡着。"希望你不是这样想，因为负面的臆测很可能会成真。

睡眠差的人除了会预期自己将睡不好外，还会寻找能印证这种想法的证据。他们设想在白天身体功能无法正常运作，然后找出自己疲劳或无法专心的证明。通常他们的确能寻得蛛丝马迹，但这只不过是因为他们刻意去穿凿附会的缘故。

研究睡眠的学者从来都没有发现有足够的证据显示，一个晚上睡不好必然会使第二天的身体运作机能变得很差，因此这类的假设既不准确也没有好处。

睡不着时别默算时间

"如果我现在睡着的话，我还可以再睡 5 小时……如果我现在睡着的话，我还能再睡 4 小时……"如果你像这样在半夜成为一名"数学家"，不断计算自己还能睡多久，当然会焦虑到难以入眠。

加州大学伯克利分校的一个睡眠研究团队指出，与真实发生的情况相比，看着时钟睡觉会让人们认为自己的睡眠更糟。为了避免在夜间默算睡眠时间，可以将时钟翻个面，让自己看不到时间。

告诉自己"千万不能睡着"的逆转失眠法

失眠的人通常认为他们必须尽全力去睡觉。当没办法尽快睡着时，可能就会焦虑心急。

你认为睡不着时，就应该要更努力才行吗？你会只在不想睡的时候才睡得着，或是在不应该睡着的时候才睡得着吗？例如你整晚都无法入睡，却在闹钟响的前一个小时睡着了？（或许你在闹钟响了以后才睡着，虽然你明知必须起床准备上班。）或者是你午休趴着睡觉的时间，远超过你打算休息的时间。又或是晚上看电视时你会打瞌睡。

虽然有些人有睡眠问题，不论他们多累都仍然在睡眠环境中睡不着，而在不应该睡着的时候，却又很难抗拒睡神来袭。为什么当你不"想要"睡的时候睡得着，但是在正常"想要"睡的时候反而睡不着？

这是因为，当对睡眠提出"要求"时，睡眠很难产生，但是当去除睡眠的压力后，产生睡眠就变得更加容易。有人三更半夜因为失眠到医院挂急诊时，护士常常会告诉病人："医生还要一段时间才能来，但是请你等一下，好在医生来的时候你能清醒着。"这一招对协助病人睡着通常很有效，因为在那个时候，要让他们保持清醒反而是种压力。

同样的，另一种对失眠有效的疗法，在前文也曾提过，称为矛盾意向法，就是要求病人整晚都清醒着。病人对这项要求的反应通常是："我本来都睡不着了。"然而，刻意整晚不睡反而多半不会成功。这种疗法背后的含义是你在不应该睡觉的时候，反而更容易睡得着。

要解决失眠问题的有效方法之一，就是我们在第二章所讨论过的，判断何时是你的睡眠窗口，然后想方设法在正确的时间才能睡觉。例如，请人协助你在除了你睡眠窗口以外的时间，能随时保持清醒。

此外，你还可以改变你对睡眠的错误认知，也就是当你睡不着时，就应该停止试图睡觉。如果你在半夜醒来，而且很显然你无法很快再度入睡，就放弃企图继续睡的想法，起床离开卧房，直到你想睡的时候再回到床上。

停止自以为是的负面想法

我们以上所陈述的观念都有一个共通的主旨，就是你心中执着的信念未必会成真。挑战并改变你对睡眠的既定想法，跟改变睡眠习惯一样重要，希望你可以停止对既有睡眠想法的坚持，并且认真地质疑自己的想法。

我们之所以让你停止和质疑这些想法，是因为这些认识能够由直觉无意识产生。也许你也会认为既然这些想法都是直觉产生的，所以应该算是事实吧！然而，这些想法并非是必然的真实。此外，如果你关于睡眠和疲乏的想法是自发无意识产生的，那么，你需要通过练习来捕获这些认识并积极挑战它们。

或许这会很难做到，因为你可能很难意识到自己的思维。但这里有个方法可以帮助你，就是当你心情不好或紧张沮丧的时候，回想在心情改变前自己究竟在想什么。一旦判断出与自身感觉最有关联的想法的时候，再自问下列的问题：

① 这个想法是百分之百正确的吗？

② 我是否低估了不支持这个想法的证据？

③ 我是否是在骤下结论？我正在创造一个自圆其说的预言吗？

④ 如果我所爱的人也跟我有一样的想法，我应该对他（她）说什么？

⑤ 这个想法会让我觉得更糟吗？

⑥ 这个想法是否会让我做一些实际上是干扰睡眠的事情，或者会使我觉得更累？

回答这些问题，然后想一些更实际、更会让你快乐的事，就能改善你的睡眠问题。例如，你可能经常对自己或对别人说"我没睡"。这种想法不仅不准确，还会造成焦虑。如果你意识到自己有这种想法，要制止并提醒自己"确实睡了"，虽然睡得比你希望的要少。况且，你能采取一些措施让自己睡得更好。这种修正过的想法会让你觉得更有希望，也更能面对睡不好的状态。

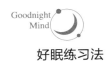

好眠练习法

有时，你对睡眠的思考方式让你的睡眠变得更糟，或者至少让其看起来更糟。这一章，我们教你在关于睡眠的几个重要的认识上改变你即有的思维。当你不再过度纠结于缺觉这件事时，克制让自己有诸如"我没睡"之类的绝对想法，避免产生焦虑的认识。要明白，你正在一条"像好眠者一样思考"的路上前进。试试看并享受成果！记住下列事项：

- 以平常心面对睡不好这件事。
- 一个晚上没睡好并不代表整个星期都会过得很糟。
- 说"我没睡"是不准确的，也会增加与睡眠有关的焦虑。
- 睡眠不是一旦要求就能产生的；认为自己必须努力睡着只会使你更难入睡。
- 阻止并挑战那些对睡眠没有帮助或错误的想法。

第九章

维持正常作息，在白天累积睡眠需求

Goodnight
Mind

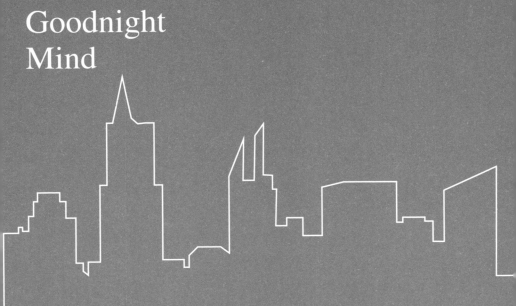

你的睡眠问题并不只与晚上相关，它还会影响到白天的作息，也会被白天的作息影响。

大多数的失眠者抱怨他们在白天的感觉，远多于晚上的失眠感受。白天里老想着睡眠问题，虽然是可以理解的，但这并不能改善失眠状况，甚至会使情况恶化，并延长你饱受失眠折磨的时间。

这一章将提供一些方法，让你修正在白天的想法与行为，这将有助于你度过难挨的漫漫长夜。其中包括减轻烦恼的方法，如何接受现状，以及怎样挑战无益于睡眠的负面想法。此外也教导一些认知行为的技巧，能用于缓解疲劳；同时建议一些你在白天能做的事情，使睡不好这件事对你造成的影响降至最低程度。

按下烦恼的暂停键

如我们在第七章所讨论过的，晚上的烦恼会影响睡眠，而白天的烦恼也会一直延续到晚上。当面对烦恼的时候，问自己3 个问题：

①你烦恼的某件事，实际发生的可能性是否很小？

②你烦恼的某件事，是否不在自己的控制范围之内？

③这种烦恼是否不切实际或小题大做？

如果上述问题的答案都是"不"，那么将你的注意力从烦恼转移到行动导向的态度，落实解决问题会更有帮助。

你可以安排一段自己专属的"烦恼时间"（参见第七章的详细建议），去处理心中的烦恼（但是不要在睡前的一个小时内进行）。通过将解决方法拆解成可以处理的几个步骤，以及找出下一个（或立即）能采取的措施，从而解决烦心事。

常见的一种错误，是忽略解决问题过程中可行的步骤。犯此错误的人多半会被烦恼压垮，因而丧失解决问题的自信。想想今天、明天或过几天就能实行的下一个步骤，会让你更容易成功解决问题。

如果上述任何一个问题的答案是"是的"，那么你的烦恼是没有建设性的，是时候挑战这种没有益处的习惯了。（下一段将对此提出解决之道，第七章里也有较详尽的细节。）

你之所以会陷入烦恼的无解轮回中，是因为在某种程度上，你认为烦恼会有点儿帮助。请对下列每一种叙述，按照你所相信的程度来评分：

	完全不相信		有点儿相信		非常相信
烦恼能预防坏事发生	0	1	2	3	4
现在先烦恼，可为坏事真的发生时预做准备	0	1	2	3	4
如果你不烦恼一些事，就意味着你不在乎	0	1	2	3	4
烦恼可以帮你想出好的解决方法	0	1	2	3	4

仔细看看，上表中的每一项观点其实都很可疑。烦恼一些不受你控制的事情，并不能预防它发生。如果烦恼能防止坏事成真，那么，现在烦恼，好让你以后的心烦意乱降至最低，但这是没有道理的。虽然为对你而言重要的事物担忧是表明你在意的一种方式，但与其在你使不上力的事情上伤透脑筋，还不如改将精力投入在其他更有成效的方法上，以表达你的在意。当你烦恼与焦虑时，对身边的人也帮不了什么忙。

不仅如此，虽然烦恼能帮你想出一些解决问题的方法，但不在你控制范围内或发生的可能性很小的事情，并不属于能被解决的问题。此外，过多的焦虑也会妨碍你想出更好的解决之道。

　　不论是睡眠还是许多其他的问题，要解决无谓烦恼的第
一步，是先认识到这是一个值得改变的习惯。而要改变这个习
惯，需要坚持挑战"烦恼能有正面帮助"，以及"要停止烦恼
是件不可能的事"这两种错误的想法。

失眠不会让你生病或早死

　　失眠的人最常见的烦恼，是担心他们没有能力应对睡不好
的后果。例如他们担心睡不好会有害健康或是因此丢掉工作。
毕竟睡眠是人类的基本需求，当你感觉无法好好睡一觉时，焦
虑是很自然的反应。

　　然而对失眠的人而言，这些烦恼都是小题大做，换句话
说，他们高估了一些未来的坏结果发生的可能性。问问你自
己："有证据显示我的失眠将会导致身心障碍或者其他的负面
结果吗？迄今为止失眠让我得了哪种可怕的疾病了吗？"绝大
多数经过诊断患有失眠症，但是多年来未经治疗的或者治疗不
够的人，并未出现重大的健康问题。

　　曾有媒体报道指出，每天平均睡 4 小时或更少的人，寿命
也会更短。但是，这类研究的研究对象并非针对失眠症患者，
因此究竟是失眠还是其他原因导致这些人短命，实际不得而
知。此外，同类型的研究也指出，每天平均睡 10 小时或者更
久的人同样寿命更短。但许多失眠者的睡眠并不会连续少于 4

小时，他们可能在某些夜晚睡得较少，但在某些晚上会睡得比较多，而且他们的平均睡眠时间通常都超过 4 小时。

为了帮助你改变"失眠将导致灾难性后果"的心态，想想你的家人或朋友在遇到同样情况时你会提出的建议。你会在你朋友或家人担心失眠问题时说"没错，你这样会早死……"吗？相信你不会这么做。因为你明白这样只会徒增对方的烦恼，使他们更加难以入睡。你可能也会意识到他们的担心是多余的。

失眠是一种很普遍的现象。你也很可能认识好多正饱受失眠之苦的人。在有睡眠问题的亲朋好友中，你曾发现他们罹患疾病或身心障碍，甚至死亡的比例不寻常地高吗？你会认为失眠的亲友会因为睡眠问题而得病或早死吗？相信这些答案都是否定的。当你的亲友忧虑睡不好时，你会以镇定与支持的态度加以鼓励，并帮助他们用不同的观点思考。那么，你是否能用同样的方式对待你自己呢？

上述假设性的陈述，指出了两个重点：首先，相信睡眠不佳会有灾难性后果的想法并不准确；其次，这些烦恼毫无助益，只会使你焦虑到难以入眠。此外，烦恼会增加肌肉的紧张，导致身体疲劳；不仅如此，烦恼占用了宝贵的精神资源从而导致精神疲劳。经过一段时间之后，对睡眠问题造成的后果担忧可能会成为你长期慢性失眠的主要原因。

换句话说，不论当初是什么原因造成你的睡眠问题，现在，烦恼失眠这件事已经成为你长期睡眠问题的主因。因此，如何减轻你对于睡眠的烦恼很重要，但这不是件简单的事。我们希望以下的讨论，能对你有所帮助。

白天照正常的步调工作与生活

有时候有睡眠问题的人应对问题的方式，会在无意间强化一些无益于睡眠的想法。例如，如果你相信你无法在睡不好的情况下妥善处理白天的种种事务，于是在一夜难眠后，便会想取消各种计划或避免种种活动。但这样做就是再度承认你无法应对失眠问题，也会使你的作息与活动时间表变得更不规律；你也会更加没有活力，甚至可能会花更多时间赖床。而以上这些行为，也都被证实的确会让睡眠问题持续更久。

有一种比较好的应对之法，就是改变对于自己能力的认识。也就是说，虽然你没有睡好，但是你仍然能够进行规律的正常活动，从而打破你过去在睡不好后就无法妥善安排完成白天种种活动的魔咒。这需要你改变心态并采取新的做法。例如，一定要吃得好，而且跟平常一样地规律用餐，摄取足够的碳水化合物；一旦觉得做的事情单调无聊时（本章稍后会讨论）就要按照计划休息，同时一定要在白天的活动中增添一点儿乐趣。实际上，好眠者往往会以平常心面对睡不好的夜晚，并在白天按计划行事。

如果你无法按照上述的建议去做，是因为你坚信一旦睡不好的话，就无法有足够的精力来应付白天的活动，那么，先试着用一个星期的时间，每天养精蓄锐，尽可能地休息，然后观察你的活力、心情与睡眠品质。接着再用一个星期消耗你的精力，做那些只有在你睡得好的时候才会做的事，即使你觉得很累还是照做，然后也观察自己的身心状况与睡眠品质。等你知道结果以后，你会很惊讶的。

别让疲劳妨碍你！

疲劳——无论是身体上的，还是精神上的——是失眠者最抱怨的事。在正常情况下，休息或睡个午觉对于消除疲劳会有帮助；但是当长期失眠后，即使休息也很难改善体力与精力。如我们在前一段所述，你的睡眠与疲劳问题很可能会因白天的休息持续或更加恶化。

一晚上没睡好会让你精神疲累，进而怀疑自己能否好好完成例行的工作。比如担心在工作时会犯错出糗，甚至被解雇；或是担心在照顾年幼的孩子们时，能否保证他们的安全。

但别担心，虽然有睡眠问题的人做起事来要比平常更费力，但还是能正常完成劳心的工作。一个晚上没有睡好，可能的确使你无法像平常那么机敏，但对于你做例行性的工作时并不会有所妨碍。

如果你担心记忆力减退，那么可以使用一些外部帮助，例如列待办工作清单、在显眼处贴上便条提醒自己该做的事情，或是请别人提醒你。坚持做你平常会做的事，必要时借助上述帮助，这会比你打电话请假或是避免应该做的事要好得多。逃避或取消活动会强化你无法应付失眠的想法，进而增加你对睡眠问题的焦虑。

身体疲劳会让人在早上很难起床。但疲累的时候，当天晚上不要提早上床，而要运动或进行正常的体力活动，并且避免睡午觉。此外，通常你会利用休息来缓解疲劳，但在有睡眠问题的前提下，休息反而会让你感到更累。这是因为不活动会让你更缺乏活力，原理正如牛顿第一定律所说，静止的物体会永远保持静止状态，直到外力迫使它改变为止（**An object at rest tends to stay at rest**），同样地，如果你躺到了沙发上，就有一直躺下去的惯性。不活动也会对睡眠产生负面效果，使疲劳程度更加恶化。尽可能维持例行的活动，同时处理本章最后所列出一些造成疲劳的常见原因。

有些睡眠不好的人通常会认定，他们白天感觉不佳或表现不好，必然是因为睡得不好的缘故，而忽略可能是其他原因所导致的。别将失眠当作代罪羔羊。你难道真没有头一天晚上没睡好但第二天白天仍然感觉不错的时候吗？一个晚上的充分睡眠绝对会让你在第二天精力充沛吗？事实是，白天的表现与睡得好不好并不必然有关。将坏心情、疲劳、无法集中注意力等问题完全归咎于睡不好，会有负面的后果。以下是让你避开这个陷阱的一些忠告。

别在醒后的一小时内评断睡眠质量

在你睡醒后的 **30~60** 分钟内，你可能会经历一种称为睡眠惰性（sleep inertia）或醉睡（sleep drunkenness）状态。也就是刚醒的时候会感到头昏眼花、疲累，这未必与你的睡眠量与品质相关，而是因为你可能是刚从熟睡的阶段醒来，或刚从梦中醒来。此外，你的生物钟类型也可能会导致睡眠惰性。

例如，早起者在一醒来时就会感到完全清醒与警觉，夜猫子则要花很长的时间才会感受到理想状态的警醒。

以上所有的情况，都是早上醒来后感觉不太好的可能解释。因此在早上感觉欠佳，就认为是因为你的睡眠质量不好或睡得不够，是错误的。

假设 A 君与 B 君，都从熟睡状态中被闹钟吵醒。A 君想："哦！我好想睡，这一定是因为刚从熟睡中醒来的关系。我最好洗个澡，摆脱这种感觉。"B 君想："哦！我好想睡，我昨晚一定没睡好，我最好继续躺在床上，想办法再多睡一会儿。"你觉得谁会在白天感觉更糟？谁会有更强的睡眠焦虑感？谁更可能会在未来有睡眠问题？

击退 12 种让你疲劳的敌人

除了睡眠不足或睡眠质量不佳以外，还有许多原因会让人感到疲累。但大多数的因素都在能掌控中，而且很容易解决。以下是疲劳的常见因素与处理方式。

原因 1：咖啡因的"回马枪"效果。

靠一些富含咖啡因的饮品如能量饮料、碳酸汽水、茶、咖啡等，能让人在疲劳时保持清醒。这些饮料可能在刚开始的时候令你精力充沛，但是稍后你就会觉得活力减低，或是因身体内咖啡因消失后而恢复至常态。更糟的是，这种活力降低的现象被（误）认为是来自你的睡眠问题，而非肇因于咖啡因已被代谢——而这与睡眠毫无关系。

你可能在中午前感到疲倦，于是喝了一杯拿铁好继续工作，过了几个小时后你又觉得累了，然后想："没睡好让我一直觉得累，我真不知道该怎么办了。"这种想法再加上其他的种种因素，都会增加你对睡眠的焦虑，让你更难轻松、不费力地睡觉。（见第八章）

此外，如果稍后你继续摄取咖啡因，也会直接干扰你入睡的能力，其影响的程度则与你在睡前多久摄取咖啡因，以及你对咖啡因有多敏感有关。建议你要考虑减少或完全避免摄取咖啡因。

原因 2：午餐后的低潮。

你有没有注意到在下午一开始时，你的精力、警觉性、心情会突然下降？大多数人将这种现象归咎于午餐吃太饱。其实，这是因为你的警觉性有部分是由生物钟所控制。你的体温在 24 小时的过程中会自然地上升与下降，当体温下降时你就会想睡觉。体温下降最明显的时候是夜晚，但是在白天时大多数人的体温也会小幅下降，这通常发生在中午与下午 3 点之间。这种体力下降的状况是暂时性的。假设人们对于这种现象会有两种反应方式：

① 相信在白天精力降低代表疲劳程度正在增加，而且这是你没睡好或睡得不够久的信号。

② 相信这只是暂时的自然下降，与你的睡眠问题无关。

这两种反应，哪一种会产生更多的睡眠焦虑？哪一种更可能产生有帮助并能自我调适的行为？哪一种反应会导致人们在午餐后再摄取咖啡因？如果你能接受这种"午后低潮"的现象而远离咖啡因，你会发现自己的精力将能自然回复，而且晚上也可能会睡得更好。

原因 3：不活动。

当你累的时候，很可能什么都不想做。这时，休息是合理的。然而，当你有慢性的睡眠问题时，想休息的自然反应反而会导致疲劳程度加剧。当你从事体力活动时，新陈代谢会加快，身体也会释出内啡肽（endorphin），这两者都会给予你更多的精力。运动有保健与助眠的好处，但是过度活动与体力透支会令人疲劳，因此要注意找到一个平衡点。让身体动起来并进行规律性的轻体力活动，是减少疲劳与改善睡眠一个很好的起点。

原因 4：营养不良或三餐不定时定量。

来自食物的均衡营养能维持身体的精力。特定的减重食谱，例如低碳水化合物的食谱，会剥夺你身体的重要营养，也就是身体活动需要的养分。

吃得太少，血糖会下降；吃得太多，血糖会上升。糖分过高的饮食对你的血糖值将有负面影响，并且会造成疲劳与神志不清。规律性的进食、三餐定量，都能改善因血糖不稳所导致的疲累。肠部蠕动紊乱，则与许多健康问题以及类似疲劳的症状相关。当你便秘的时候，毒素累积在体内未能妥善清除，身体运行消化与吸收功能时会浪费更多能量。便秘通常可以通过饮食调整而缓解症状。请与你的医生讨论持续发生的便秘问题。

原因 5：贫血。

身体需要铁质才能正常运作。如果你血液里的铁质水平偏低（也就是贫血），心脏与其他重要的器官吸收到的氧可能就会低于应有的水平，这样会进一步消耗你的精力，并造成轻微至严重程度不等的疲劳。

如果你正值经期，或有溃疡、痔疮，抑或正在服用非类固醇类抗炎药（nonsteroidal anti-inflammatory drugs，NSAIDS），例如布洛芬（ibuprofen），都会增加贫血的风险。医生可以通过简单的血液测试，检查你是否有贫血。你也可以请医生检查你是否缺乏维生素 B_{12}。维生素 B_{12} 的水平通常随着年龄下降，过度疲劳可能与低水平的维生素 B_{12} 有关。如果你过去曾患贫血，要特别注意贫血可能经常再犯。

原因 6：脱水。

身体大部分是由水分组成，所以你需要经常补充水分。你不一定每天都要喝足 8 杯水，但是一般人喝的水通常都不够。如果你喝水太少，可能会脱水，进而影响精力。

预防脱水，不但对健康很重要，而且也是一项有效的疲劳管理方法。要注意的是，含有咖啡因的饮料有利尿（脱水）作用，因此经常喝含咖啡因饮料的人需要比一般人喝更多的水。

原因 7：无聊。

　　一般人通常很少注意到，无聊会导致疲劳。如果你不相信从事单调的活动而且中途没有休息会使你疲惫不堪，只要想想眼睛持续盯着计算机屏幕一个小时的后果是如何便可想而知了。

　　使用电脑并不是体力繁重的工作，而且你是坐在椅子上做这件事，那么为什么你会感到如此劳累？原因在于持续不动会让肌肉酸痛与眼睛过度使用，导致精神与肉体的疲劳。在单调的活动中，尤其是那些与用眼有关的活动，更要经常休息一下。

原因 8：能够治疗的心理问题。

　　低落的心情与低落的精力之间存在着紧密的联系。当你心情不好的时候，会更容易觉得疲累，这两者又会形成恶性循环。然后，你更不愿做任何事，但你越不做，很可能你就会越觉得心情差。通过让自己分心，做一些能让你感到正面积极的事情，可以对抗暂时性的情绪低落。如果你持续心情低落，有可能是罹患了抑郁症，这时应该要寻求协助。记住：抑郁症是可以治疗的。

原因 9：正在治疗疼痛中，或未妥善治疗疼痛。

　　应对疼痛会耗费身心的能量，因此也可能会让你感到疲劳。此外，还有些情况会同时导致疼痛与疲劳。除了想办法治疗疼痛外，还可以通过很多方式抑制疼痛，比如吃止痛药。如果你担心会药物上瘾，可服用许多其他种类的非麻醉性药物。此外，还有一些心理治疗的方法，例如针对疼痛的认知行为治疗，能教你从身体、心理以及行为技巧等层面来处理疼痛。

与你的医生讨论，如何在疼痛的情况下通过安全的方法持续保持活力。这么做可以帮助你处理疲劳以及次级疼痛（这是指由于正在进行疼痛治疗，或未妥善治疗疼痛的情况下，出现的例如肌肉收缩、体能降低等疼痛）。

原因 10：焦虑与压力。

睡眠问题使你焦虑或产生压力，结果会使你的睡眠问题更进一步恶化或持续，从而形成恶性循环。因疲劳而产生的焦虑也有类似的情况。

你越是焦虑疲劳对身体功能的影响，疲劳程度越会逐渐严重。即使你对睡眠问题没有明显地焦虑或感受到压力，但这很可能是因为你已经经常处于高度压力或焦虑的状态下。过度焦虑与承压会持续让自己的身体处于过载的状态，身体通常会通过分泌肾上腺素来应付，但是长期下来，也会导致疲劳进驻。

疲劳也可能与慢性的肌肉紧张有关。将疲劳归因于睡眠问题而不是焦虑心理，可能使你无法适当处理焦虑或与压力有关的问题。遵循第六章的指引，利用能让你放松的练习法，你一定能发现疲劳将逐渐缓解。

原因 11 ： 免疫系统或过敏反应。

疲劳可能是由细菌或病毒感染所致，例如一般感冒、流行性感冒、自体免疫性疾病、食物过敏。你的身体会用大量能量对抗感染，并处理身体认为不宜存在的外来物质，因此会使你感到疲劳。

很重要的是，不要假定你的疲劳必定与睡眠不佳有关，因为这也有可能是因可医治的感染或过敏所造成。

原因 12 ： 与激素有关的问题。

在多数的情况下，疲劳是一种有益健康的症状，但也可能是由许多更麻烦的失调所引起的不特定症状。若你有慢性疲劳的表现，请医生做一些常见的激素失调症的检查，例如甲状腺功能低下，这是一种甲状腺激素不足的病症。甲状腺功能低下会导致疲劳，但非常容易治疗。

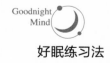

好眠练习法

本章讨论的是如何重新审视"烦恼是有益的"，以及"一晚没睡好将影响白天的活动"这两种既有观点，这种新的思维可以改善你的睡眠质量。

此外也提醒，或许你的问题并不仅是睡眠（或缺乏睡眠）所造成的。

当你开始处理其他可能造成疲劳的原因，并做到即使是失眠也要努力在白天保持活力与正常活动时，你就会受益。别忘记：

- 质疑自己的烦恼。

- 找出所有其他可能造成疲劳的原因，而非只是怪罪失眠。

- 在醒来后的一小时内感觉想睡是很正常的。

- 喝足够的水；定时用餐；三餐营养均衡；定期检查健康以查明与疲劳有关的身体问题，例如缺乏维生素，或甲状腺机能减退。

- 因失眠引起的疲劳，应避免以休息或不活动作为解决之道。

- 在单调活动中要抽空休息，防止无聊与用眼过度造成疲劳。

第十章

了解失眠，接受失眠，才能改变失眠

Goodnight
Mind

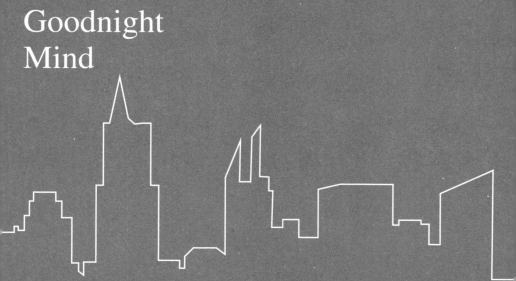

到目前为止，我们已经提供你一些能协助而非对抗身体自然睡眠系统运作的方式，也给予了一些管理恼人想法、烦恼与焦虑的建议，以防止睡眠问题与疲劳进一步恶化。其中有些做法需要经过练习与坚持养成习惯，才能发挥最佳效果。

如果这些方法你实行时仍然有困难，可能还是因为你对睡眠问题的想法与感觉从中作梗。本章的内容会对你特别有帮助，我们要讨论使内心平静时，"面对、接受、处理与放下"所扮演的重要角色。

怕睡不着，就会越睡不着

躺在床上睡不着而十分沮丧的景况，想必你并不陌生。这时，你可能会一遍又一遍思考要如何解决睡眠问题，或是为什么这些问题顽固存在。你可能已察觉到，像是腹部肌肉的紧张、无法停止的思绪、让人讨厌的噪音，或是身体的疼痛，正是造成你睡不好的原因。也可能你完全没有想失眠问题，而是在回忆白天发生的事情，考虑明天的活动又或是在想你真的不喜欢清醒地躺在床上。

睡不好当然会让人很沮丧，甚至是生气。不过，你越是心烦意乱，就越难睡着。那么，你应该假装自己并没有因为睡眠问题而心烦吗？不，不完全是这样。

你玩过"手指陷阱"（finger-trap）游戏吗？将双手的两根食指分别插进一条编织而成的软管两端，然后试着挣脱手指。你越将食指向外拉，会发现反而被缠得更紧。这就像一个陷阱了：你往外拉手指的力量越大，管子却变得越紧，更无法挣脱。蛮力只会使情况更糟。

"手指陷阱"的逃离之道是"反其道而行"。也就是如果你想要挣脱，应该将手指往内推，才能从陷阱中脱离。这是因为你创造了更多的空间，使手指能够松脱。当你选择不再挣扎，相信自己会平安无事，这个陷阱就不再是陷阱，你的手指就能重获自由。这道理也能解释解决失眠问题的方法：你越努力尝试入睡，睡眠却躲得越远。解决方案就是改变战术，与其努力尝试，不如轻松以对。

我们所说的并不是放弃，也不是抗拒，而是坦然面对，这种方式是跳脱失眠陷阱所必经的历程。

学会与失眠共处

杰森·吴（Jason Ong）医生是芝加哥拉什大学（Rush University）医学中心行为睡眠医学计划（Behavioral Sleep Medicine Program）的主任。在他以正念为基础的创新失眠疗法中，他用鲁米所写的诗篇《客房》（*The Guest House*）来教导患者如何接受失眠。

《客房》一诗中，将人比喻成房屋，你要接纳快乐、紧张、挫折、焦虑等各种情绪，就如同热情招待一位深受欢迎的访客。坦然接受所有令人不愉快的情绪与经历，例如半夜醒来睡不着、过度活跃的头脑、挫折、疲劳、紧张。

乍看起来这似乎是一项不寻常的建议。对于这些已经到你家门口的不速之客，你可能希望他们赶快离开，但是他们是否真的会走是你几乎无法控制的。试图控制你无法掌控的事情，只会使讨厌的想法与感觉占据你的"房子"。

或许你可以考虑另一种替代性的方法，就有点儿像"手指陷阱"的解法。也就是邀请这些令人不胜其扰的想法或感觉，如烦恼、焦虑、愤怒、悲伤、疲劳等，进入你的"房子"。这将使你内心进入较平静的状态，为你真正想要的客人——睡眠开启大门。

清醒了，就顺其自然吧！

"客房"的概念提醒了我们，想要防止某件你不想发生的事情成真，需要投注大量的能量与专注力。而且，你越想要极力阻止，反而更可能适得其反。如果你对整晚醒着睡不着这件事以顺其自然的态度面对，当发生时你就不会心烦意乱，而且平心静气的心态反而会让你安然入睡。

了解情况后并采取开放的心态，与对情况感到乐观是不同的。我们的建议是，对于现实状况以平和的心态面对，了解并接受你能做的有限，且不要投入更多的精力与其对抗。

晚上醒着睡不着本来就不是什么灾难。想想你过去曾在晚上清醒着但却很愉快的情景、之前你挑灯夜战的经历，或是整晚与你心爱的人共度良宵的回忆，在这些情况下，半夜不睡觉是让人很愉快的。

当你无法入睡时，挑战"失眠是很可怕的"的念头，并且在床铺以外的地方做一些会让你感到愉快与平静的活动（见第四章的建议）。试试看，这会使你产生不一样的感觉。

别被白天的疲累击垮

一晚没睡好，你可能会觉得累、没精神，也无法集中注意力。你会觉得**"这一整天都会很难熬"**，所以你会想打电话请病假，取消或避免做一些特定的事，想继续补眠或打盹儿。

同样地，当你在晚上醒着睡不着时，坦然接受，而不是身陷其中奋力对抗；当你白天倦怠时，也平和接受，而不是被疲劳的感觉打败而作息大乱。

如果你接纳了白天时的疲劳感，你就可以将你的注意力转到处理疲劳的具体方式上。告诉自己："没错，我是很累，但没关系。累就像不受欢迎的客人，但是它并不能阻止我做平常所做的事。我可以控制我能做的事。我会在工作时常抽空休息，以免眼睛疲劳或胀痛，也能远离疲惫厌倦；我要呼吸新鲜的空气来振奋精神；我要喝大量的水，但是避免咖啡因与其后续产生的副作用；我也将接受今天可能是、也可能不是艰难的一天，这完全取决于我的感受，没关系。"这星期就试着坦然接受疲累的事实，并注意这样做之后自己的身心转变。

活在当下

当你烦恼的时候，你会把注意力放在未来，比如你会害怕将发生某些不好的事，而且会因为自己准备不够而难以应付。

可能你担心今晚睡不着，明天将会是悲惨的一天，或是你永远无法摆脱睡眠问题困扰，其实你担忧的事未来不一定会发生。许多痛苦，都与你对未来的想法，而非现实层面的情况有关。要戒除这种无益的习惯，有一种简单的解决方式，那就是把注意力放在当下。你无法预知未来会发生什么事，但是目前这个时刻是确定的。目前你身处之地没有灾难，未来可能会发生的灾难只存在于你的想象中。

就在现在，注意你周遭的事物。你看到了什么？你听到了什么？你闻到了什么？你的皮肤现在感觉到的温度是高或低？如果你是坐着的，想象身体与椅子接触的地方融为一体。如果你是站着的，把注意力放在踏地的双脚上。倾听自己的呼吸。感受空气从鼻子或嘴巴流入并且进入你的胸腔。

唤醒自己对此时此刻的意识。当下的这一刻是祥和的，对你的睡眠而言，此时比过去或未来任何时候都会更有帮助。专注于现下，你会接受目前的一切。

练习正念

专注当下是需要练习的，在练习的过程中最易犯的错误就是急躁、没有耐心。当你试图提高感知力与专注力时，你可能会分心。人们对于无法集中注意力的常见反应是会有挫败感，进而很想放弃。然而，你觉知到自己走神的那一刻，也正是你对当下关注力增强的一刻，这是练习正念过程中的一部分。要有耐心，正念需要时间达成。还记得第六章强·卡巴金对降落伞的比喻吗？这项技巧与制作降落伞一样，是需要时间的。

你可以在每天零散的时间中，寻找能练习提高感知力的机

会。在遛狗、洗碗、散步等时刻，别让思绪游荡，留心你当下
所看到的景象、耳朵听到的声音、鼻子闻到的气味，与身体的
感觉。专注地遛狗，专注地洗碗，专注地散步。这些练习会训
练你把心思不放在过去所犯的无法挽回的错误上，也不放在未
来可能永远不会发生的灾难上，而专注于现在正在发生的事。
你可以做任何你想做的事来帮助你练习正念。与你五种感觉全
部有关的事通常效果最好。以下正念吃饭与正念洗澡的两个例
子，可以帮助你在日常生活中养成练习正念的习惯，进而帮你
管束在晚上静不下来的心。

正念吃饭

吃东西能成为并且经常成为自发性的行为。不自觉地吃可
能会降低你对食物的享受度。此外，如果你没意识到身体在暗
示你已经吃饱了，或是根本就不饿就开始吃的话，你就可能会
吃得太多。相反地，正念吃饭可以唤醒感知力，并提升你对其
他日常活动的专注力。

如果你正念吃饭，用餐时间可能成为你暂时从一种紧张
与压力脱离的中场休息时间。正念吃饭是一种将身体与当下相
连接的方式，在这段时间里没有任何事情可以打扰你，吃饭为
王。在做这项练习时，选一个你能独自用餐的时间，避免受到
打扰。准备好餐点后，舒适地坐着享用。在你用餐具将食物拿

起来靠近嘴巴前,先闭上眼睛,深呼吸,然后注意空气流经你嘴唇或鼻孔接着进入胸部的感觉。如果呼吸更深沉,还会直达到腹部。接着,将注意力放在气体离开身体的过程上。重复上述的步骤两次,或是更多次也无妨。如果你分心了,慢慢将注意力放回到呼吸上。

接着低头注视食物。注意食物的外观,包括颜色、形状、纹路。你会先吃哪一样?花点儿时间慢慢决定,不过当你决定好后,专注地看着那样食物,你看到了什么?接着运用嗅觉,闻闻看你即将吃的那样东西是否有吸引人的香味,关注你的鼻子,注意空气如何进入你的鼻腔。

接下来,把注意力放在手与餐具的接触点上。你拿的是叉子还是汤匙?你握着餐具的力道是紧或松,还是介于二者之间?

然后,把视线移向食物,用餐具拿起食物。慢慢来。将食物放到嘴边,先暂时停住。这样食物有没有什么特征是它刚才还在餐盘时,你所没有注意到的?你看到了什么?你闻到了什么?先想象一下这个食物是什么味道。

接下来,将食物放在口中,但是先不要咀嚼,花点儿时间注意舌头有什么感觉。接着慢慢地、刻意地开始咀嚼,将注意力放在口腔与嘴巴的动作上,至少咀嚼 20 次。在这个过程中,你注意到嘴巴是怎么动的吗?食物是什么味道?你吞咽的时候有没有注意到什么？花点儿时间慢慢来，在一整顿饭时都持续重复进行这些步骤。

正念洗澡

正念洗澡是相当流行的一种练习正念的方式，因为洗澡还有另一个目的：清洁。虽然大部分人觉得洗澡能让人放松，但是放松并不是正念练习的目的。事实上，正念洗澡与其他正念练习的目的是要使人变得专注，因为专注需要练习，而这些练习可能无法让人完全放松。

当你将浴缸放满水后，舒服地躺下，把注意力放在呼吸上，开始正念洗澡。因为在浴室中有回音的缘故，你的呼吸听起来可能跟平常不一样。也或许是因为你的耳朵浸在水中，使得你听声音的感觉与平常完全不同。但不论是哪一种情况，都将注意力先放在呼吸上片刻。然后在浴缸里轻轻地移动身体，注意这么做时所发出的声音。你是否听到滴水声？有没有听到一些水流出浴缸而进入排水管的声音？你还注意到什么？你有没有注意到水温？身体露在水面外的部分的皮肤温度如何？

接着，慢慢地开始清洗身体，将注意力放在洗澡时每一个动作的感觉上，比如肥皂涂在身上的感觉、肥皂香与体香混合在一起所发出的香味，还有肥皂泡看起来是什么样子。观察你将肥皂泡沫洗掉时，水珠飞散离开身体时是什么样子。慢慢来，注意你所体验到的每一个过程。

让杂念随水流逝

你会阅读这本书的原因，或许是因为你的心常静不下来。当你试图平静时，各种念头却不断向你袭来，让你越来越心烦意乱，犹如陷入思绪所设下的陷阱中。在这些情况下，你的思绪就好比是一条急流，你想游上岸却被拖着往下游走。这时，你应该坐在岸边，观察自己的思绪，但又不会被思绪拖着走。

你可以做以下的练习。当某个念头进入你脑袋里时，只要专注于这个念头，并且想象将此念头用文字写在一片树叶上，然后将这片树叶放在一条河流中，看着它流走，一直到河流转弯处消失不见为止。

然后，另一个念头又出现了，这时就如同前述一样，想象将之用文字写在树叶上，把注意力放在这片树叶，同样地专注于树叶上的文字，直到它流走消失不见为止。

如果在这中间你发现自己有任何负面的情绪，接受它、注意它，但不要评判它，慢慢地将注意力再次放在你的念头上。只要有需要的时候就经常这么做。也就是说，每当你注意到自己分心了，就重新集中注意力。如果对这项练习有批判性的念头逐渐出现时，将那些念头也放在树叶上，然后让它们漂流远去。

你也可以选择利用其他类似将树叶上的念头放入河流的意象。例如，把杂念放在云朵上，然后看着它们飘走；或是放在游行队伍的旗帜上，看着游行队伍离你远去；或是放在气泡上，看着它们向上飞走。

随时都能冥想或打迷你禅

对于冥想，常见的一个误解是，你需要让心静下来才能成功。其实恰恰相反，冥想是与"接受"有关。在冥想时，安静的心灵并不会比烦乱的心灵让你更容易进入状态。在这两种心灵状况下其实都是可以进行冥想，只要你能以充满好奇与观察敏锐的心态去接受自己的心灵。

此外，成功和失败的概念在正念中是不存在的。正念是从观察自身的念头起始，不管是烦躁或沮丧的念头都包括在观想的范围内。通过一段时间观察自身想法的练习后，你被自身想法困住的可能性将降低。想想在卡通片与电影里，当主角被混乱所围绕，但突然间四周都慢了下来的画面。在慢动作的那一刹那间，主角能让自己静下来得到休息，接着重新振作。如果能在真实生活里能这么做不是很好吗？正念就可以提供你这种休息的时刻。

至于禅定，则是指你在一整天中，在短暂的时间可以达到一种冥想的状态。当你觉得压力大与感到混乱时，花点时间坐下来。你可以到一个能独处的地方（或许是浴室）待一会儿，闭上眼睛，然后呼吸。专注在你的呼吸上约一分钟，创造出一个能让自己喘息的空间，这样可以让你振作起来，重新集中注意力，并恢复处理事情的能力。

在任何时候你都可以这么做。从工作或压力大的事情中抽离，匀出几分钟的时间练习正念，之后再观察自身的感觉。正念是一种可以让你在任何地方更清醒、头脑也更清楚的练习，这么做对你的警觉性会有正面效果。每天都坚持这么做，注意你警觉性的改变。

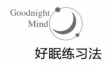

好眠练习法

本章解释了坦然接受现状能帮助你保持平和的心态。例如，如果你能接受自己难以入睡的事实，认识到在半夜醒过来也不是件坏事，那么，比起醒来时一脑子沮丧感，你会更容易重新入睡。同样地，如果你接受自己可能会在白天感到疲累这件事，疲劳将不再会是你的敌人。

通过正念，你能提高对当下的专注力，改善烦恼与多虑的体验。正念需要练习，但是一旦养成了正念的习惯，你将更能

接受你的睡眠问题，而且失眠的困扰也将不再盘踞内心。记住
以下的忠告：

- 对半夜清醒这件事要保持开放的态度。
- 对白天的疲累要保持开放的态度。
- 活在当下。
- 在一天中，创造正念的片刻。